Ulrike Parthen & Anne Stich

Der Angst ein Schnippchen schlagen

Ulrike Parthen & Anne Stich

Der Angst ein Schnippchen schlagen

KREUZ

MIX
Papier aus verantwortungsvollen Quellen
FSC® C106847
www.fsc.org

www.kreuz-verlag.de

Umschlaggestaltung: [rincón]² medien gmbh, Köln
Umschlagmotiv: © shutterstock – Losevsky Photo and Video

Satz: de·te·pe, Aalen
Herstellung: fgb · freiburger graphische betriebe
www.fgb.de

Printed in Germany

ISBN 978-3-451-61136-0

Inhalt

Vorwort

Dies ist der humorvolle Bericht einer Frau über ihr alltägliches Leben mit der Angst und gegen die Angst und den informativen, mitunter nicht weniger humorvollen und manchmal überraschenden Kommentaren ihrer Psychotherapeutin, die Angst verständlich zu machen und Wege aus der Angst zu zeigen.

Das Buch richtet sich an angstgeplagte Betroffene, an deren Angehörige, die gerne verstehen wollen und nicht können, und allgemein an psychologisch interessierte Leserinnen und Leser. Angst ist ein Phänomen, das mit vielerlei Gesichtern auftritt, die den Betroffenen schon bei alltäglichen Verrichtungen das Leben zur Hölle machen können. Wir möchten mit diesem Buch dazu beitragen, die Angst aus der Zone der Lächerlichkeit und des Unverständnisses herauszuholen. Gleichzeitig wird dem Leser/der Leserin auffallen, dass es auch mit der Angst immer wieder zu erheiternden, lustigen Begebenheiten kommt, sobald es gelingt, ihr einen Aspekt zum Schmunzeln abzugewinnen und ihr damit den Schrecken zu nehmen.

Die Autorinnen wollen den Betroffenen helfen, ihre Ängste besser zu verstehen und ihnen vor allem Mut machen: Es gibt Hilfen, es gibt Strategien, es gibt Wege, die Angst zu mindern oder zu besiegen. Indem ganz konkret und lebensnah von den Erfahrungen erzählt wird, von Ängsten, allein nur aus dem Haus zu gehen, zum Einkaufen, oder gar zum Zahnarzt, kann der Leser/die Leserin teilnehmen an einem Leben mit der Angst.

Die Therapeutin wirft auf die verschiedenen Erlebnisse und Erfahrungen ihrer Klientin einen fachlich kommentierenden Blick, ohne allerdings diese Angst wissenschaftlich erschöpfend erklären zu wollen. Doch indem auch die Therapeutin zu Wort kommt, wird dem Leser klar, dass Angst nicht nur ein Schicksal ist, mit dem man eben leben muss, sondern eine Herausforderung, ihr die Stirn zu bieten.

Die Betroffenen bekommen einen Einblick in die verschiedenen therapeutischen Methoden, die gegen die Angst helfen können, zu denen auch die »provokative Therapie« gehört, die mitunter sogar zu entspannter Heiterkeit führt. Die psychologischen Kommentare sollen transparent machen, was im psychologischen Kontext passiert, und für alle Betroffenen die Hemmschwelle reduzieren, einen passenden Psychologen aufzusuchen. Sie ermutigen, über die eigenen Schwächen auch mal zu lachen und Persönlichkeitsentwicklung als erstrebenswerte Herausforderung im Leben zu sehen, die Spaß machen kann und mit einer Lebensqualitätssteigerung einhergeht. Und nicht zuletzt sollen sie unterhalten, informieren und kurzweilig sein. Viel Freude beim Lesen dieser Uli-Anne-Produktion und darüber hinaus: Seien Sie neugierig auf sich und auf das, was alles in Ihnen steckt. Wir schließen mit einem Satz von Frank Farrelly: *»Solange der Körper warm ist, kann man Therapie machen!«*

August 2012, Ulrike Parthen und Anne Stich

1. Morgens halb zehn in Deutschland

Selbsthypnose kann jeder lernen

»Uli, einfach in die andere Richtung gucken und gut festhalten«, fordert mich unser Tierarzt mit einem breiten Grinsen auf. Ich stehe mit zitternden Knien am Behandlungstisch und muss wie immer assistieren. Das ist so üblich bei Dr. Scherenbach. Ich halte also krampfhaft meinen Kopf so weit nach rechts gerichtet, dass ich schon beinahe einen Krampf bekomme, um ja nicht sehen zu müssen, wie er meinem armen Hund Fussel die Infusionsnadel einführt. Da würde mir sofort schlecht. Eigentlich wird mir schon bei dem Gedanken daran schlecht und daher ist mir grundsätzlich ziemlich übel, wenn ich die Tierarztpraxis betrete. Den Herrn Doktor hält das jedoch nicht davon ab, stets seine Witze über mich zu machen. Meistens in der Form, dass er mir in allen Einzelheiten erklärt, was er momentan so treibt. »Herr Scherenbach, ich will jetzt echt nicht wissen, ob es hier nun eine Blutlache auf dem Behandlungstisch gegeben hat oder nicht«, stöhne ich gequält. Er lacht nur. Allein das Wort »Blut« reicht in so einem Moment aus, dass ich Angst haben muss um mein Frühstück. Ungern würde ich ihm das vor die Füße speien, wobei ich denke, dass er selbst da noch lachen würde. Ich bettele ihn also an, umgehend mit seinen Witzchen aufzuhören, ebenso mit irgendwelchen Blutbeschreibungen, sondern sich zu beeilen, weil er sonst seine Assistentin vielleicht aus einer Ohnmacht erwecken muss. »Ich bin doch schon fertig«, höre ich ihn sagen. Ich lasse Fussel also los, belasse meinen Kopf aber vorsichtshalber in Krampfstellung, schließlich liegt noch das ganze gebrauchte Nadelzeugs hier rum und alles ist voller Blut. Bevor er hier nicht sauber gemacht hat, gehe ich in Assistentenstreik.

Ja, so ist das immer mit uns beiden. Wir verstehen uns prächtig. Gleich zu Anfang, als absehbar war, dass wir nun vermutlich öfter das Vergnügen miteinander haben werden, folgte ein Outing meinerseits. Schließlich muss er doch wissen, dass ich nicht irgendeine Kundin bin, sondern eine ganz besondere. Eine mit massenhaft Angst in den Knochen. Einhergehend mit butterweichen Knien und der beständigen Befürchtung, ob nicht doch der schlimmste aller Fälle eintritt: Kotzerle machen oder in Ohnmacht fallen. Genau das ist es doch, was mir stets solch große Angst macht, aber noch nie praktisch passiert ist. Egal, mein böser Piepmatz im Ohr suggeriert mir trotzdem täglich aufs Neue: große Gefahr, *jetzt* und heute ist es sicher so weit. Kotzgefahr. Dem Piepmatz gehört der Hintern versohlt!

Damit Herr Doktor über mich und manche meiner seltsamen Anwandlungen im Bilde ist, habe ich ihm gleich beim zweiten Besuch die schonungslose Wahrheit über Uli vor Augen geführt. Er nimmt es mit Humor. Gut für ihn – und für mich. Meinem Hund ist es am heutigen Tag schnurzegal, wer Humor hat oder wer nicht, ob Blutlachen auf dem Tisch liegen oder sein Frauchen gleich aus den Latschen kippt. Er ist das Leiden in Person, ähm, in Hund. Und trotz hervorragender tiermedizinischer Kenntnisse ist es Herrn Scherenbach heute nicht möglich, eine Diagnose zu stellen. Fussels Symptome muten sehr besorgniserregend an, doch keine der Untersuchungen bringt eine Erklärung, und schon gar keinen Befund. Ich schaue Fussel tief in ihre leidenden Augen und beschwöre sie, doch bitte nicht auch so anzufangen wie ihr Frauchen. Die ist seit Jahrzehnten nicht nur seelisch leidend, sondern vor allem körperlich. Doch kein Arzt der Welt hatte seither einen Befund parat, trotz tausendfacher Untersuchungen jeglicher Art. Für die war und bin ich kerngesund. Davon merke ich nur leider nichts. Oder noch besser: Ganz gern stellte man dann die Diagnose »psychosomatisch«. Das ist eine herrliche Erklärung für alles, wenn man als Arzt im ersten Anlauf nicht weiterkommt. »Fussel, bist du jetzt etwa auch ein Psycho?«

Dr. Scherenbach und ich einigen uns darauf, dass sie wirklich sehr krank, die Ursache aber nicht zu finden ist. Ich bin stolz. Ja, auf Fussel auch, weil sie so tapfer ist. Aber eher auf Dr. Scherenbach. Bisher habe ich bei noch keinem Arzt erlebt, dass er zugibt: »Ich finde nix.« Das macht ihn mir doch gleich noch sympathischer. Da er aber nicht nur witzig und sympathisch ist, sondern außerdem enorm clever, lässt er sein Hinterstübchen rauchen, um im Fall Fussel dennoch auf einen grünen Zweig zu kommen. Er fragt mich daher noch einmal ganz genau nach dem Ablauf am Morgen, den ich in verkürzter Form schildere: »Zunächst war noch alles völlig o.k. – und Sekunden später eben nicht mehr.« Diese überaus gehaltvolle Erklärung trägt wenig dazu bei, Dr. Scherenbach bei seiner Diagnostik zu unterstützen, daher behandelt er einfach symptomatisch.

Dass sich vorhin bei uns zu Hause wahre Dramen abspielten, als ich Fussels Zustand bemerkte, binde ich ihm logischerweise auch nicht auf die Nase. Sonst macht er sich nur noch mehr lustig über mich. Ich habe es aber auch wirklich nicht leicht. Morgens um sieben jedenfalls befand sich Fussel noch in allerbester Form. Meine gute

Laune hielt aber leider nur exakt zehn Minuten an. Dann nämlich begann bei meinem Hund urplötzlich »das Leiden Christi«. Warum, wieso, weshalb? Das weiß ich doch nicht. Deswegen war mir nach Entdeckung seines Zustands sofort klar, dass nur Dr. Scherenbach helfen konnte. Und eben Olaf. Der nämlich sollte mit ihr den Weg zum Tierarzt antreten. *Ich* gehe jedenfalls nicht in diese Höhle des tierärztlichen Löwen!

»Olaf, bitte. Lass mich nicht allein. Ich kann nicht zu Doc Scheri, mir geht's gar nicht gut.« Was wirklich den Tatsachen entsprach, da mein Kreislauf inzwischen schwer durchhing. Das ist bei den vielen Geschehnissen wirklich kein Wunder. Zudem würde ich meinen Angstpegel auf einer Skala von 1 bis 10 bei ungefähr 7 einschätzen. Der Pegel steigt in so einem Fall sehr schnell. Vorhin noch bei annähernd null, jetzt bei 7. Von null auf 7 in 10 Sekunden – rekordverdächtig! Ein Zustand also, in dem ich keinesfalls das Haus verlassen konnte, um mich zu Dr. Scherenbach zu begeben. »Du machst das schon, liebe Uli. Ich muss jetzt arbeiten gehen«, war seine sehr ruhige Antwort, und weg war er. Boah, ein sterbender Hund sowie eine panische Frau, und mein Mann war die Ruhe weg. *Männer*! So blieb mir nichts übrig, als mich auf meine eigenen Fähigkeiten zu verlassen. Ich griff also zum Hörer und wählte Scheris Nummer. Auf der Festnetznummer erreichte ich ihn schon mal nicht. Kein Problem, der Herr hat schließlich auch ein Mobiltelefon. Da er ein sehr pflichtbewusster Tierarzt ist, geht er da fast immer ran. Auch am Wochenende, was heute eingeläutet wurde, denn es war Samstagmorgen 8.25 Uhr. Da sollte man doch annehmen, dass ein Tierarzt bereits in der Praxis steht und Tiere versorgt. Mein Tierarzt jedoch lag noch im Bett, was man unschwer an der sehr müden Stimme hören konnte. Ich fand, dass es um diese Zeit schon angebracht wäre, endlich aufzustehen und sich um panische Frauen und kranke Hunde zu kümmern. Also schilderte ich ihm schnell das aktuelle Drama. Ich wählte vermutlich zu Anfang die falschen Worte. Die da waren, dass mein Hund extrem komisch sei und momentan nicht aufstehen könne und am ganzen Lieb zittere. Warum nur nehmen mich Männer nie ernst. Seine Antwort darauf: »Ha, sie wird halt ein bisschen Fieber haben und erkältet sein.« Meine Erwiderung auf seine Ferndiagnose hatte eine besondere Tonlage, die ihn sofort aufhorchen ließ. Doc Scheri wusste um meine medizinischen Grundkenntnisse aufgrund langjähriger Erfahrungen mit Hunden. Und so änderte er umgehend seine Meinung und machte sich nun ebenso große Sorgen. Wir verabredeten uns eine Viertelstunde später in der Praxis, nachdem wir einvernehmlich festgestellt hatten, dass uns beiden dieses Zeitlimit für ein bisschen Katzenwäsche und um in die Klamotten zu steigen ausreichen müsste. Ich stand schon nach 5 Minuten in den Schuhen, raffte hektisch meine Handtasche, raffte danach einen Wollteppich, in den ich Fussel sachte einwickelte. Beides unter den Arm geklemmt, lief ich im Eiltempo nach draußen. Mein Angstpegel lag zwischenzeitlich bei satten 8. Bei dieser Pegelzahl verkrümele ich mich üblicherweise unter meiner Bettdecke und hoffe auf bessere Zeiten. Kein Mensch der Welt könnte mich in dieser Phase vor die Tür bekommen. Da könnte die Welt untergehen, ich würde weiterhin auf meine Bettdecke bestehen. Ein kranker kleiner Hund jedoch schaffte dieses Wunder – unglaublich!

Oh nein, das darf doch echt nicht wahr sein. Seit Wochen schon gab es keinen Nachtfrost mehr, aber ausgerechnet heute, wenn ich mit Blaulicht zum Tierarzt fahren muss, war das Auto zugefroren. Ich verfrachtete die zitternde Fussel samt Handtasche ins Auto und suchte hektisch nach einem Eiskratzer. Natürlich fand ich keinen. Wir waren ja bereits auf Frühling eingestellt. Trotz Panik funktionierte mein Notfallsystem erstaunlich gut. Und die tolle CD, die auf dem Beifahrersitz rumlag, kratzte das Eis fast noch besser von den Scheiben als unser Eiskratzer. Ob man nach meiner Aktion allerdings noch rhythmische Musik mit ihr abspielen könnte, war mir in dieser Notfallsituation wirklich egal. Schließlich ging es um Leben und Tod. Nach getaner Kratz-Arbeit erkannte ich, dass es sich leider um Olafs Lieblings-CD handelte. Ich tat so, als wüsste ich von nichts und legte sie fein säuberlich an ihren alten Platz zurück. Muss er ja nicht wissen, dass ich in meiner panischen Verrücktheit seine CD geschrottet habe. Vorsichtshalber schaute ich noch mal unauffällig nach rechts und links und vorne und hinten durch die Gegend, ob auch wirklich keine Nachbarn unterwegs waren, die meine Handlung bezeugen und damit petzen könnten. Nö, niemand auf den Beinen – außer mir und Fussel.

Weitere drei Minuten später stand ich bereits vor der Tierarztpraxis. Obwohl Herr Scherenbach ein Mann ist und darum eigentlich schneller startklar sein müsste als ich, die sich nach Katzenwäsche noch schnell ein wenig Schminke ins Gesicht zaubern musste und auch noch einen Fahrtweg samt Eisproblem an den Scheiben zurückzulegen hatte, ließ der mich doch glatt warten. Fussel wurde langsam echt schwer in meinen Armen, es war kalt und meine Knie zitterten angstbedingt bedenklich. Ob sich ein Tierarzt wohl auch in Wiederbelebungsmaßnahmen für Frauen mittleren Alters auskennt?

Nicht nur wegen meinem Hündchen und meiner Ohnmacht oder dem berühmten Kotzerle hatte ich in diesem Moment Angst. Nein, zusätzlich plagten mich vielerlei andere Dinge. Da wäre zum einen die Tatsache, dass mein Hund ganz allein von mir abhängig war und ich es irgendwie schaffen musste, trotz Angst, Kreislaufproblem und sonstigen Beschwerden in diese Tierarztpraxis zu kommen. Die erste Hürde hierzu hatte ich glücklicherweise genommen, ich stand zumindest schon vor der Tür. Wenn er allerdings nicht bald käme, würde ich wohl flüchten müssen, denn lange hielt ich diese Anspannung nicht mehr aus. Scheri, wo sind Sie denn?

Zurück zur Behandlung. Nachdem Doc Scheri nichts finden kann, entschließt er sich zu einer allgemeinen Behandlung. Diese besteht zunächst aus zwei Spritzen, was ich noch nicht sonderlich schlimm finde. Als er mir dann jedoch mitteilt, Fussel hätte unbedingt noch eine Infusion nötig, hat es mich voll erwischt. Die Panik in meinen Augen ist kaum zu übersehen. »Wie lang dauert das?«, ist meine erste Frage. »Och, zwei Stunden bestimmt. Ich geh dann so lange hoch einen Kaffee trinken und schau kurz vor Mittag noch mal nach euch.« Er kann kaum sein Lachen verbergen, als er mein Gesicht sieht. In diesem Moment hätte ich ihn erwürgen können. Er machte es wieder gut, indem er mir Stein und Bein schwor, dass wir das alles in allem in 20 Minuten schaffen können und er mir selbstverständlich Gesellschaft leistet. Aber: Ich müsse mich hier zu Fussel setzen und aufpassen, dass sie still hält. »O.k., das krieg ich vielleicht hin, aber wo ist bei Ihnen das Klo? Ich muss zuerst ganz dringend pinkeln gehen.« Und so sitze ich nach Entleerung meiner Blase händchen- bzw. pfötchenhaltend vor Fussel und warte und warte. Und wer hält mir dabei mein angstschweißnasses Händchen?

Ich schaue alle drei Sekunden auf die Infusionsflasche, um genauso alle drei Sekunden zu bemerken, dass wir es doch gleich geschafft haben. Herr Scherenbach versteht wohl sehr gut, dass ich in diesen Minuten wirklich große psychische Unterstützung benötige und bestätigt meine Vermutung jedes Mal. Doch erst nach 30 Minuten wird es endlich wahr. Fussel kommt frei und wir können gehen. Den letzten Schock verpasst er mir mit den Worten, dass er ihr die Infusionsnadel aber doch gern drin lassen möchte, damit wir im Zweifelsfall schnell eingreifen können. »Wie, im Zweifelsfall? Was meinen Sie denn damit? Ist es doch so schlimm?« Ja, ja, es ist nicht einfach mit mir.

Ich kann den Raum allerdings nicht verlassen, ohne mich zusätzlich genau vergewissert zu haben, dass mit der Nadel nichts passieren kann. Kein Durchstechen einer Vene, kein Verbluten meines Hundes. Man nennt das einen Dauerverweilkatheter, und er ist aus Plastik. Aha, das beruhigt mich und hört sich logisch an. In ungefähr vier Stunden hat mein Mann Feierabend, so lange werde ich die Zeit mit Katheter-Fussel doch hoffentlich allein durchstehen. Ich nehme Fussel abschließend in den Arm und flüstere ihr zu: »Die Medizin von Doktor Scheri ist klasse und wird dir helfen. Du wirst daher weder sterben noch anderweitig Kummer bereiten. Jedenfalls nicht, bevor Olaf zu Hause ist, verstanden?«

Als ich daheim ankomme, laufe ich mit stolz geschwellter Brust ins Wohnzimmer und kann mir nicht verkneifen, die Becker-Faust nachzumachen. Ich bin der Held, ich hab's geschafft. Angst durchstanden, nicht geflüchtet, nicht gekotzt und meiner Fussel das Leben gerettet – auch wenn keiner von uns weiß, wovor sie nun genau gerettet wurde, eine Diagnose gibt es ja nicht. Das muss ich gleich Olaf erzählen. Vor lauter Aufregung vertippe ich mich beim Anwählen seiner Handynummer und habe irgendeinen fremden Mann in der Leitung. Wie peinlich. Beim zweiten Versuch erreiche ich ihn und es sprudelt nur so aus mir heraus. Ich frage ihn mindestens fünfmal, ob er denn nicht auch stolz auf seine Frau wäre, was er mir selbstverständlich bestätigt. In allen Einzelheiten beschreibe ich ihm mein heldenhaftes Tun, vergesse dabei total, dass es hier eigentlich primär um den armen Hund geht und nicht um Heldin Uli. Nach meinem Monolog will Olaf dann wissen, wie es Fussel eigentlich geht. Ähm, ach ja Fussel. Die habe ich jetzt ganz vergessen. Wo ist sie denn? Grad lag sie mit ihrem verbundenen Vorderbeinchen doch noch neben mir auf dem Sofa? »Olaf, tut mir leid, ich muss jetzt sofort auflegen«, erwidere ich kurz angebunden und schmeiße meinen Mann aus der Leitung. Das darf jetzt doch wohl echt nicht wahr sein, oder? Fussel, willst du mich veräppeln, hä? Springt die plötzlich quietschvergnügt mit ihrer vierbeinigen Kollegin Stumpi durch die Gegend und spielt mit ihr, als sei nichts gewesen. Hierfür kann es nur folgende Erklärung geben: Entweder es handelt sich um eine wundersame Heilung oder Fussel ist doch ein Psycho. Oder sie wollte mit mir gemeinsam ein bisschen Angstkonfrontation machen. Und so schließe ich meinen therapeutischen Vormittag krönend ab, indem ich mir die Psycho-Kandidatin schnappe, ihr den Verband runtermache und eigenhändig die Plastiknadel aus ihrer Vene ziehe. Und zwar so souverän, als hätte ich nie etwas anderes gemacht. Das bisschen Nachbluten löst momentan nicht mal Brechreiz bei mir aus. Ich wickle ihr einen Druckverband um den Fuß und entlasse sie zu ihrer Freundin zum Spielen.

Doc Scheri teile ich per Mail umgehend mit, dass die sterbenskranke Fussel in Sekundenschnelle gesundet ist, ich (ich ganz allein!) ihr daher wie besprochen ihre Notfallnadel gezogen habe. Er kann mich also zukünftig im Bedarfsfall gern als Assistentin einstellen. Seine Antwort darauf: »Aber nur, wenn Sie mir bei der nächsten Kastration einer Hündin assistieren. Da können Sie dann mal einen Blick in den blutig-offenen Bauch eines Hundes werfen und was da alles so an Organen rumliegt.« Ich lehne dieses großzügige Angebot dankend ab. Und das, obwohl ich begleitend dazu noch ein Geschenk in Aussicht gestellt bekomme: einen extra-schönen blauen OP-Kittel in der Größe XS.

Und was sagt die Therapeutin dazu?

Tja, liebe Uli, da hat sich doch nun deine Fussel als perfekter Co-Therapeut in Sachen Angstkonfrontation erwiesen. Und der Leser, vielleicht ein Leidensgenosse von dir, fragt sich zu Recht: Wie ist das möglich?!

Wie konnte Uli sich dazu überwinden, diesen schwierigen Schritt zu wagen, sich bei einem Stresspegel von 8, wie du es so schön beschreibst, in die »Höhle des Löwen« zu begeben und sogar dem Doc am OP-Tisch zu assistieren? Die Antwort: Uli hat gelernt, mit akutem Stress klarzukommen. Doch wie hat sie das gemacht? Es gibt verschiedene Methoden, hier stelle ich eine vor, die besonders gut geeignet ist, akute Stresssituationen alleine zu meistern. Doch zuerst einmal müssen wir verstehen, was in angstbesetzten Situationen mit dem Körper passiert.

Der Organismus setzt bei Angst jede Menge Hormone frei, die dafür sorgen, dass Energie für eine Flucht oder für einen Kampf zur Verfügung gestellt wird. Diese Energiefreisetzung hat eine wichtige Funktion und kann in extremen Situationen lebensrettend sein.

Angstklienten entwickeln diese Energiefreisetzung allerdings in Situationen, die normalerweise ungefährlich sind, und verstandesmäßig ist ihnen das bewusst. Wie zum Beispiel die Angst auf öffentlichen Plätzen, beim Zahnarztbesuch, beim Warten in einer Schlange vor der Kasse im Supermarkt usw. Und nun zu Uli:

Würde sie fliehen oder aggressiv werden, hätte diese Energie ein Ventil, und der Angstpegel ginge wieder herunter. Hätte sie nun keine geeigneten Gegenmaßnahmen erlernt, würde sich diese Energie als Stress gegen den Körper richten und sich auf die individuellen Schwachstellen konzentrieren: Bei Uli sind das Magen, Blase und Kreislauf. Daher ihre Sorge zu erbrechen, oder in Ohnmacht zu fallen und ihre Vorsorgemaßnahme mit der ständigen Blasenentleerung.

Doch die Angst um ihren Hund ist in diesem Falle größer, und deshalb hat sie sich entschieden, sich mit dieser Angst zu konfrontieren, sozusagen ein erster Schritt in Richtung »Angstbewältigung«.

Der zweite Schritt war hier die Anwendung der Selbsthypnose mit der Kombination von positiven Selbstkommentaren im stillen Selbstgespräch.

Selbsthypnose ist eine natürliche Methode, die sich jeder aneignen kann.

Wie bei der Hypnose wird ein Teil der willkürlichen Kontrolle losgelassen, die Aufmerksamkeit wird fokussiert und man ist in diesem Zustand empfänglich für Suggestionen (Einreden), die man sich selber gibt.

Mit anderen Worten: Alles, was wir wie in Trance tun, entzieht sich unserer bewussten Aufmerksamkeit. Wenn wir zum Beispiel einen spannenden Film schauen, sind wir wie »weggetreten«, oder auch wenn wir wie nebenher Autofahren, während wir uns angeregt unterhalten. Wir können dabei sehr aktiv sein wie beim Autofahren, oder auch passiv wie bei der Entspannung. Uli hat hier versucht sich zu entspannen. Das hat sie vorher gezielt und regelmäßig eingeübt. Zusätzlich hat sie ein konstruktives inneres Selbstgespräch mit sich geführt. Sie hat sich mit Sätzen wie: »Das kriege ich hin, das schaffe ich« o.Ä. selbst motiviert und ermutigt.

Gelingt es, wie bei Ulis Tierarztbesuch, den Stresspegel im Körper wieder zu senken, läuft Folgendes im Körper ab: Die Atmung wird ruhiger, die Muskulatur entspannt sich, der Herzschlag verlangsamt sich, die Blutzufuhr in den Extremitäten nimmt zu, der Hormonspiegel normalisiert sich.

Und nun kommt der dritte Schritt: Als die angstbesetzte Situation für Uli gemeistert war, hat sie etwas sehr Effektives getan, um sich selbst zu verstärken, wir sagen auch belohnen:

Sie hat sich selbst gelobt!!! Und hat das Lob auch von ihrem Mann eingefordert. Ein nicht zu unterschätzender Motivationsfaktor für kommende vergleichbare Situationen ist immer die Verstärkung. Ein Verhalten, das wir uns öfter wünschen, sollte unbedingt belohnt werden, und das nicht nur in der Hundeerziehung, die in Ulis Leben sicher auch eine große Rolle spielt!

2. Albtraum Anne

Ein Hündchen hilft bei der Angstkonfrontation

Die Erde bebt und ich bin mittendrin: auf der Ü-30-Party. Viele nicht mehr ganz jugendliche Menschen tummeln sich mit mir auf der Tanzfläche und verrenken ihre Körper rhythmisch zur Musik nach dem Motto: je oller, desto doller. Ich passe mich dem Schema nicht ganz an (das ist mir echt zu peinlich) und tanze eher verhalten – falls man meine zaghaften, kaum wahrnehmbaren Bewegungen überhaupt tanzen nennen kann. Da meine Kondition leider etwas zu wünschen übrig lässt, lege ich eine Verschnaufpause ein, ziehe mich in eine dunkle, stillere Ecke zurück. Und dann sehe sich sie: die Anne. Herrje, was macht denn meine Therapeutin Anne auf der Ü 30? Das ist ja wohl mehr als peinlich. Ich habe die 30 ja nun schon extrem weit überschritten, falle unter den Ü-30ern hier aber kaum auf. Anne dagegen würde ich eher in die Kategorie U-100 (= unter 100) einstufen. Obwohl sie sich für ihr Alter wirklich gut gehalten hat, könnte sie glatt meine Mutter sein. Und mit Muttern möchte man sich auf einer Party nicht blicken lassen. Da ich in fast allen Belangen dennoch immer ein höflicher Mensch bin, begrüße ich sie natürlich freundlich. Erst jetzt, in allernächster Nähe von Anne, kann ich erkennen, was für ein Outfit sie am Leibe trägt. Gewöhnlich kennt man sie in außerordentlich feminin-feiner Kleidung. So ähnlich wie die ganz feinen Damen der Oberschicht. Ob sie als Therapeutin wohl auch schon zur Oberschicht zählt? Vielleicht hat sie aber auch nur reich geheiratet – oder wurde reich geschieden.

Heute allerdings ähnelt sie eher einer Bordsteinschwalbe: kurzer schwarzer Ledermini, Stiefel bis übers Knie mit derart hohem Absatz, dass ich sie eher als Stelzen bezeichnen würde. Dazu ein transparentes Blüschen, aus dem ihre üppige Oberweite bei jeder kleinsten Bewegung herauszukippen droht. »Hallo Anne. Was für eine Überraschung, Sie hier zu sehen«, entgegne ich stammelnd »Aber Uli, haben Sie denn schon vergessen, was wir in der letzten Therapiesitzung geübt haben?« Ich muss kurz nachdenken, dann weicht mir jegliche (mit viel Mühe vorhin im Bad aufgemalte) Farbe aus dem Gesicht. Sie wird doch nicht?!

Plötzlich fängt sie zu tanzen an. Aber wie. Wenn ich es nicht genau wüsste, käme ich auf die Idee, sie will mich anbaggern. Hilfe, die Anne spinnt doch total. Ich steh nicht auf alternde Therapeutinnen. Mit kreisenden Hüften und wippendem Busen hüpft sie vor mir rum, zwinkert mit dem rechten Auge und wirft mir einen Kussmund zu. Plötzlich fasst sie meine Hand und führt mich einmal quer durch die Kneipe zum Tresen. Für ihre U-100 ist sie noch ganz schön beweglich, denn sie schwingt sich gekonnt zuerst auf einen Barhocker, von dem dann weiter auf den Tresen und vollführt eine Show, die kein Coyote-Ugly-Girl hätte besser machen können. Ihr linker Busen ist zwischenzeitlich vor lauter Gehüpfe aus dem Blüschen gesprungen. Sie scheint das nicht zu stören, sie ruft nur: »Mir doch alles pupegal.« Ich versinke vor Scham beinahe im Erdboden, Anne allerdings verhindert das, indem sie mir ständig zuwinkt und mich auffordert, es ihr nachzutun: »Uli, komm rauf, die Leute wollen dich tanzen sehen!« Wieso duzt sie mich jetzt auch noch? Es wird ja immer besser. Wir nennen uns zwar schon immer beim Vornamen, blieben aber bisher dennoch stets beim höflichen »Sie«. Zu intim soll es ja zwischen Therapeut/-in und Klient/-in nicht zugtehen. Man sieht am heutigen Abend, wo so was enden kann. Inzwischen grölt die Ü-30-Menge lauthals, alle klatschen und schreien im Chor »Wir wollen Ulliii sehen!«. Keine drei Sekunden später heben mich zwei starke Männerarme einfach hinauf auf den Tresen. »Tanz, Uli, tanz!« Ich stehe stocksteif auf dem Tresen und sehe Annes lüsternen Blick, knapp darunter ihr nackter Busen. Der ist ziemlich groß und prall. Und dann nimmt sie mich in den Arm, drückt mich sehr eng an sich, grabscht mir zuerst an den Po, dann in den Schritt und knutscht mich sehr feucht auf den Mund. Ich will schreien, kann aber nicht, Annes Zunge in meinem Mund lässt das nicht zu. Als sie endlich von mir ablässt, muss ich in allerkürzester Zeit eine wichtige Entscheidung treffen: Entweder, ich setze mich weiteren Knutschangriffen von Anne aus oder ich entgehe diesen, indem ich einfach mitmache beim Coyote Ugly spielen und genauso wild mittanze. Für Anne würde es dann nämlich sehr schwierig werden, meinen Mund zu treffen, wenn ich ugly-mäßig rumhüpfte. Tja, Uli, du hast nun die Qual der Wahl: stocksteif stehen bleiben, Angst haben, dich schämen und ja nicht auffallen wollen in der Masse oder eben Annes Zunge. Bei dieser Aussicht entscheide ich mich dann doch lieber für Ersteres. Zuerst schnappe ich mir die Whiskyflasche, die direkt neben mir am Tresen steht. Nehme erst selbst einen großen Schluck und hole mir dann einen gut aussenden Man aus der Menge an den Tresen heran, dem ich ein ordentliches Schlückchen direkt aus der Flasche in den Mund kippe. Danach folgt eine wirklich klasse Tanzeinlage meinerseits. Ich wusste gar nicht, dass ich so gut tanzen kann. Und es fängt sogar an, mir richtig Laune zu machen. Die Stimmung auf der Ü-30 ist inzwischen auf dem Höhepunkt. Na, kein Wunder, wenn eine gut aussehende blonde Frau wie ich (habe ich das jetzt wirklich gesagt? Habe ich mich wirklich als gut aussehend bezeichnet? Wow, ich sollte öfter auf dem Tresen tanzen gehen, scheint sich bestens auszuwirken auf das Selbstbewusstsein) eine solche Show hinlegt. Neben mir und meiner Tanzshow verblasst Anne total. Ich hoffe, sie ist nicht beleidigt. Oder sie soll sich jemand anderen zum Knutschen suchen, ich hab jetzt grad einfach keine Zeit. Dafür wird sie doch bestimmt Verständnis haben, sie ist schließlich psychologisch bestens geschult, um sich in jeder Situation ihren Klienten anzupassen. Plötzlich spüre ich ein sanftes Rütteln an meiner Schulter. Wer will denn jetzt was von mir? Ist noch jemand auf dem Tresen außer Anne und mir? Ich höre eine verschlafene Männerstimme fragen: »Uli, wach auf, was ist denn los?« Wie, was? Wo bin ich?

Ach, alles nur ein Traum? Olaf schaut mich besorgt von der Seite an. Er scheint beunruhigt, denn es ist wohl das erste Mal, dass ich im Schlaf laut schreie und im Bett herumzappele. »Ähm, Olaf, tut mir leid, wenn ich dich geweckt habe. Ich hatte wohl einen Albtraum.« Was mich da genau für ein »Alb« heimsuchte, verschweige ich besser. Sonst lässt er mich nicht mehr zu Anne gehen.

Den Rest der Nacht verbringe ich lieber wach. Das ist allemal besser als Annes blanken Busen anschauen zu müssen. Man weiß ja nie, was einem die nächtlichen Stunden schlafend noch so bringen werden. Obwohl mir das Ende des Traums doch arg gefallen hat. Ich, die ängstliche Uli, tanzt als Coyote Ugly ausgelassen auf dem Tresen und spürt dabei völlig andere Dinge in sich außer Angst:

Freude, Spaß, Ausgelassenheit – ach, herrlich. Und schert sich einen Dreck, was die anderen über sie denken. Aber leider alles nur ein Traum. Das ist doch einfach gemein.

Etwas anderes bereitet mir in diesem Zusammenhang aber noch viel mehr Kopfzerbrechen: Wie soll ich Anne nur jemals wieder in die Augen schauen können bei unseren Sitzungen? Meine Blicke werden sich vermutlich unablässig zu ihrem Dekolletee wenden, um zu sehen, dass wirklich noch alles am rechten Platz ist. Vor allem, wenn sie wieder eine so eigenartige, überaus »körperbetonte« Therapie machen sollte wie beim letzten Mal. Das war vielleicht ne Nummer, unglaublich!

Normal sitzt sie bei unseren Zusammenkünften ganz ladylike und fast regungslos in ihrem Sessel. Nur ihr Mund bewegt sich ab und zu. Eine ganz brave Anne also, der man alles zutraut, nur keine Ausschweifungen irgendwelcher Art. An besagtem Tag jedoch war alles anders: Anne tanzte wie eine Bekloppte im Zimmer herum, warf die Arme in die Luft. Dazwischen tönten die lauten Klänge der »Atzen«: »Disco Pogo – dingerlingerling dingerlingerling und alle Atzen sing'n.« Anne und die Atzen passen ungefähr so zusammen wie der Papst und die nicht mehr existierende Gina Wild. Ich hatte daher erhebliche Schwierigkeiten, dem Geschehen an jenem Morgen logisch zu folgen. »Wir tanzen heut den Pogo Hit – Disco Pogo Atzen Logo – Atzenstyle ist Disco Pogo – Atzen rasten nicht Alter, feiern mit dem Atzen Logo, – schubsen, drücken, hüpfen, springen, raufen, saufen, tanzen, pogen«, klingt es weiter unerbittlich aus den Lautsprechern. Ich überlegte angestrengt: Anne befand sich scheinbar auf einer Party mit den Atzen. Warum ausgerechnet morgens, wenn ich bei ihr war? Konnte sie nicht später feiern oder mit dem nächsten Klienten oder am Wochenende, wie es sich gehört? Was um Himmels willen wollte sie nun noch mit dem Stuhl? Anne, bitte nicht!!! Bitte nicht auf dem Stuhl tanzen. Das war erstens extrem gefährlich. Zweitens rückte sie durch die erhöhte Tanzfläche genau in den Blickwinkel ihrer Nachbarn, die nun durch die weitläufige Fensterfront dem Spektakel beiwohnen konnten. Als hätte sie meine ängstlichen Blicke Richtung Fenster verstanden, rief sie mir ziemlich atemlos zwischen zwei »dingelings« zu, dass ihr die Nachbarn völlig puspegal seien. Was die über sie denken, sei ihr auch pupsegal. Was ich von ihr in diesen Minuten halte, wäre ihr noch mehr pupegal. Alles pupegal. Die ganze Zeit während Annes Partytime hatte ich echt den Mund gehalten und mich zu nichts geäußert. Aber das ging nun wirklich zu weit. Kurz vor dem nächsten »dingeling« schrie ich empört zurück: »Das heißt nicht pupegal, sondern pupsegal!« Wie konnte man ein so schönes Wort nur so verhunzen, das nahm dem Ganzen doch völlig den klangvollen Effekt.

Nach zwei Durchgängen Disco Pogo hatte es sich ausgedingelingt. Anne stand kurz vor einem Infarkt. Ich hatte trotzdem kein Mitleid mit ihr. In fortgeschrittenem Alter wie dem ihren sollte man mit seinen Kräften eben haushalten. Und sich darüber hinaus altersentsprechend benehmen. Wo kämen wir denn hin, wenn nun alle U-100 dieser Welt derart ausrasten? Just in dem Moment, in dem ich ihr genau diese meine Empörung über ihr peinliches Verhalten kundtun wollte, hatte sie wieder genügend Atemluft gesammelt, um mir eine Erklärung zur Tanzparty abzugeben. Aber gern doch Anne. Ich war sehr gespannt, was sie zu ihrer Verteidigung zu sagen hatte. Aber bitte nicht ohne Stiefel. Eine Therapeutin in Feinstrümpfen ohne Schuhwerk konnte man doch wahrhaft nicht ernst nehmen.

Zunächst kam aus ihrem Munde aber keine Erklärung, sondern die Frage aller Fragen, die man so bitte *niemals* dem eigenen Ehemann zu Hause stellen sollte: »Was fühlen Sie jetzt, Uli?« Herrschaftszeiten, was sollte ich fühlen?! Erst mal fühlte ich gehörig meine Blase drücken. »Aber klar können Sie kurz aufs Klo, Uli«, antwortete Anne auf meine Bitte, mal austreten zu dürfen. Ich machte mich auf den langen, weiten Weg hinunter ins Erdgeschoss aufs Klientenklo. Da darf es nicht dringend sein, sonst passiert ein Malheur, bis man endlich unten angekommen ist. Ich öffnete blitzartig meinen Reißverschluss, denn die Dringlichkeit meines Anliegens war als überaus groß einzustufen. Zu allem Unglück hing versehentlich meine Strickjacke mit einem Zipfel im Örtchen, was ich allerdings erst nach getaner Arbeit bemerkte. Irgendwas kam mir da hinten am Rücken plötzlich sehr feucht vor. Na super, nun war ich auch noch zu doof, um allein aufs Klo zu gehen und pinkelte mir übers Jäckchen. Bloß bei Anne nichts anmerken lassen. So gut es ging, säuberte und trocknete ich das Dilemma weg und erschien gefühlte 200 Stufen später nach Luft ringend zurück zur Therapie. »Also Uli. Nun erzählen Sie aber mal, was Sie fühlen.« Was ich fühlte? Wollte sie das wirklich wissen? Na gut, das konnte ich ihr ziemlich detailliert schildern:

»Ich fühle, dass meine Therapeutin völlig gaga ist. Dass sie mir nachher ein nicht unerhebliches Honorar abknöpfen wird dafür, dass sie am hellen Morgen ohne Stiefel auf dem Stuhl tanzt und sich völlig lächerlich macht. Außerdem fühle ich, dass mich diese Tatsache enorm wütend macht.« So, jetzt hatte ich es ihr aber gegeben. Doch sie lächelte noch immer. »So ist es gut, lassen Sie Ihre Wut ruhig raus«, meinte sie noch. »Aber was steckt nun wirklich dahinter, Uli, hm?« Anne konnte manchmal sehr penetrant sein. Also tat ich ihr den Gefallen und ging in mich. Ließ die eben durchlebte Party-Atzen-Szene noch mal an meinem geistigen Auge vorüberziehen und brach dann umgehend in Tränen aus. Ach was, das waren keine Tränen, das waren Niagarafälle an Flüssigkeit, die aus meinen Augen quollen.

»Ich will auch«, stammelte ich. Meine Tränenbäche wurden begleitet von ein paar Schluchzern, die die Dramatik meines Innersten auf eindringliche Weise bekräftigten. »Ich will endlich auch pupegal machen« (heißt übersetzt: ich will ohne Angst leben, ohne Panik und vor allem ohne Scham, was die Leute wohl von mir denken), schob ich als Erklärung hinterher. Jaja, ich hatte nun endlich kapiert, was Anne mit dem ganzen Firlefanz an Tanzen und Ausflippen aus mir herauskitzeln und zeigen wollte. Und zwar nicht, dass meine Therapeutin gaga ist, sondern ich – was mir natürlich nicht erst seit gestern bekannt ist, sondern schon immer. Aber als Angstpatient ist man ja clever. Man erfindet mit der Zeit die tollsten Tricks, um sich trotzdem irgendwie durchs Leben zu wurschteln. Ich bin in dieser Hinsicht ein wahrer Zauberkünstler, meine Tricks sind unerschöpflich und sehr phantasievoll. Ich hatte aber auch genug Zeit zum Üben. Jedenfalls denke ich, dass 25 Jahre ausreichen müssten, um hierin ein echter Profi zu werden. Ich, die wunderbar verrückte Uli, bin also eine wahrhafte Überlebens-Künstlerin und Meisterin ihres Fachs. Und habe mit Anne nach langjähriger Suche und hohem Therapeuten-Verschleiß endlich eine ebenbürtige

Gaga-Meisterin gefunden, die mir mit ihren Tricks und Kniffen das Wasser reichen kann. Das hatte sie mit dieser speziellen »Sitzung« erneut eindrücklich bewiesen. So eindrücklich, dass sie mich damit sogar bis in meine Träume verfolgt, wie man nun sehen kann. Anne knutscht mich und ich werfe, um ihr zu entkommen, meine Ängste komplett über Bord und werde zur wilden Tresen-Coyotin. Warum nur gibt's im realen Leben keine solchen tollen Happyends?

Endlich fängt es draußen zu dämmern an, der Tag kommt. Ich habe also keine Fortsetzung des Albtraums mit Anne mehr zu befürchten. Wenn das kein Grund ist, beschwingt und gut gelaunt in den heutigen Samstag zu gehen. Trotz Alb schleicht sich dennoch eine leichte Wehmut ein: Ich will das Happyend vom Traum hier haben. Hier und jetzt und am besten sofort. Da frühmorgens um diese Uhrzeit recht wenige Ü-30 oder sonstige Partys stattfinden, überlege ich, ob ich die Szene nicht einfach heute Abend irgendwo nachstelle. Und zack, danach bin ich geheilt. Mein Piepmatz im Ohr (der böse Piepmatz, der mir nahezu ständig Blödsinn einredet) meldet sich sogleich zu Wort: »Uli, Uli. Ein bisschen naiv heute morgen, was? Lass es einfach sein.« Von wegen! Ich hole schnellstens die Tageszeitung herbei, um nachzuschauen, welche Partys heute Abend steigen. Olaf wundert sich und fragt vorsichtig, was ich da vorhabe. »Na, Partys schauen, schließlich tanze ich heute Abend auf dem Tresen.« Er verlässt ohne einen weiteren Kommentar unser Schlafzimmer. Er ist etwas durcheinander. Schließlich sind das letzte, was er von mir in Erinnerung hat, meine lauten Albtraum-Schreie vor ein paar Stunden. »Bist du sicher, dass alles in Ordnung ist, Uli?«, fragt er misstrauisch. »Alles bestens«, antworte ich, verzichte aber nach wie vor auf nähere Erklärungen. Ich habe neulich gelesen, dass eine gut funktionierende Ehe immer ein paar Geheimnisse braucht …

Nach all der Aufregung gibt es für mich aber noch etwas Wichtiges zu klären heute. Die spontane Schnellheilung auf dem Party-Tresen. Die muss nämlich leider verschoben werden.

Ich kann überhaupt nichts dafür, ehrlich, denn es gibt keine geeigneten Partys am heutigen Abend, demzufolge auch keine geeigneten Tresen. Keine einzige Party weit und breit im gröberen Umkreis. Sind die alle doof? Mir meine Party vorzuenthalten? Na gut, ich werde es sicher noch ein paar Tage aushalten mit mir und der Angst. Tanze ich halt ein anderes Mal.

Was sagt die Therapeutin dazu?

Ohne dass ich in die Traumdeutung abwandere, ist es selbst dem psychologisch unerfahrenen Leser klar, dass Uli die letzte Therapiesitzung sehr beschäftigt, ja aufgewühlt hat. Er fragt sich beim Lesen des Kapitels: Was geht denn da ab? Zu recht. Ohne eine psychologische Erklärung liest sich das Ganze wirklich recht »gaga«, wie Uli es so schön bezeichnet, sowohl ihr Traum als auch meine verrückte Tanzeinlage während des therapeutischen Settings. Ich möchte zunächst chronologisch vorgehen: Die Therapiestunde! Die Hausaufgabe (die Verhaltenstherapie liebt »Hausaufgaben«) für die Stunde lautete: »Bringen Sie, Uli, eine für Sie passende Musik mit, die es schafft, eine gute Stimmung in Ihnen hervorzurufen.«

In diesem Falle wurde ich mit den Atzen konfrontiert. Ziel dabei war es, eine Gegenkonditionierung einzuleiten. D.h.: Wenn es gelingt, diese spezielle Musik, zeitgleich mit einer angstbesetzten Situation langfristig zu koppeln, verändert es beim Klienten die Stimmung positiv. Für Angst bleibt dabei kaum Raum. Entdecker dieser Art von »Lernen« war der Begründer der behavioristischen Lerntheorie Iwan Pawlow, ein russischer Mediziner und Physiologe. Bekannt sind vor allem seine Hundeexperimente. Die Theorie besagt, dass einem natürlichen Reflex durch Lernen ein neuer Reflex hinzugefügt werden kann. Jedem ist bekannt, dass Hunde beim Anblick von Futter automatisch speicheln. Das ist ein natürlicher Reflex. Bei der Versuchsanordnung war die Fütterung immer mit ein und derselben Person gekoppelt. Nach Ende der Testreihen löste allein der Anblick dieser Person, selbst wenn sie ohne Futter kam, den Speichelreflex aus. Fachleute sprechen hier vom Klassischen Konditionieren. Diese Prinzipien werden auch bei der Behandlung von Zwängen und Ängsten angewandt, bekannt als systematische Desensibilisierung, Aversionstherapie, Gegenkonditionierung oder auch Flooding (Überflutung).

Apropos konditionieren: Zwei Ratten unterhalten sich im Labor eines Lernpsychologen: »Findest du nicht auch, dass wir diesen Verhaltensforscher wunderbar konditioniert haben? Wir brauchen nur ein paar mal auf den Hebel drücken, und schon kommt er und gibt uns Futter!«

Die Prinzipien der Konditionierung strebte ich auch bei Uli an. Doch Uli erwies sich als wenig kooperativ, als ich die Musik auflegte und sie einlud, sich auf diese Musik zu bewegen. Die Scham war zu groß.

Selbst in diesem geschützten Raum mit mir als therapeutischer Vertrauensperson überwog ihre Angst vor dem Blamieren. Aber vielleicht hat sie auch an einen psychologischen Test gedacht und befürchtete, mit dem »Zwangsjäckchen« abgeholt zu werden, wenn sie meiner Einladung folgt. Doch Scherz beiseite! Natürlich hätte ich es nun zuerst mental probieren können. Das bedeutet, ich hätte eine Trance induziert, sie dann abwechselnd mit der Musik in eine angenehme Situation geführt, um sie dann, wenn sich Gefühle wie Sicherheit und Geborgenheit einstellen, mental in eine für sie angstbesetzte Situation geführt. Aber Uli war eine »Fortgeschrittene«, d.h. sie arbeitete schon länger an ihrer Problematik, und ich traute ihr mehr zu.

Deshalb entschied ich mich für eine andere Methode: Für das Modelllernen. Meine Idee dabei war, wenn ich mich als ihre Vertrauensperson und als Fachfrau »verrückt« zeige, wird es sie schlussendlich animieren, aus sich herauszukommen. Ich gebe zu, ich war nicht sicher, ob es funktioniert, aber da ich Uli bereits länger kannte, wagte ich das Abenteuer. Und tatsächlich: Sie ließ sich darauf ein, selbst das ausgeflippte Tanzen auf dem Stuhl übernahm sie und ging dabei das »Risiko« ein, von draußen gesehen zu werden. Ein weiterer Fortschritt Richtung Angstbewältigung und Schamüberwindung. Denn neben anderen Ursachen wird auch ein ausgeprägtes Maß an Scham vermutet bei Klienten mit ständiger Übelkeit und der Angst vor dem Erbrechen, der Emetophobie.

Und nun zur nächtlichen Aufarbeitung in Form ihres Traumes: Nachdem ihre Kontrollinstanz durch das Schlafen ausgehebelt war, hatte ihr Unterbewusstsein die Möglichkeit, weiter zu arbeiten. Sie durchlebte in extremer Form die Überwindung ihrer Angst in der Öffentlichkeit, nämlich in ihrer Stammkneipe. Nach anfänglichem Zögern und mit Unterstützung von mir im Traum – auch hier fungierte ich wieder als Modell – aber auch durch die Zurufe des Publikums, überwand sie ihre Scham und ihre Angst, sich zu blamieren. Sie machte in ihrem Traum die Erfahrung, wie befreiend es sein kann, sich ungehemmt und losgelöst zu benehmen: Eine weitere Motivation und Verstärkung für ihr reales Leben. Uli hat im Traum die Sitzung noch mal verarbeitet und gleichzeitig auch die Gefühle wie Freiheit, Freude, Spaß, Ausgelassenheit erlebt, die ihr in ihrem momentanen Leben durch ihre Angst genommen werden. Ich möchte an dieser Stelle Sigmund Freud, den Begründer der Psychoanalyse zitieren. Er prägte den Satz: Der Traum ist der Königsweg zum Unbewussten.

3. Abenteuerausflug Zahnarzt

Manchmal hilft Sympathie, die Angst zu überwinden

Auch das noch. Ich gehe gerade meiner Lieblingsbeschäftigungen nach: Nutella löffeln. Das ist eigentlich ganz ungefährlich. Außer man nascht zu viel davon, dann kann der Magen schon mal rebellieren. Da ich dieses Laster bereits viele Jahre hege und pflege, weiß ich ziemlich genau, wie viel Dosis an Nutella ich vertragen kann. Heute ereilt mich dabei leider ein folgenschwerer Unfall. Vor lauter Gier beiße ich versehentlich unkontrolliert auf meinen Löffel. Ich war auf Entzug, daher konnte es mir nicht schnell genug gehen. Nun habe ich den Salat. Es gibt sicher sonst niemanden auf der Welt, der sich beim Nutella-Naschen den Zahn kaputt beißt. Nur ich bringe so was fertig. Ein Stück des oberen Schneidezahns hat sich selbstständig gemacht und hinterlässt eine lustige, klitzekleine Lücke. Was das für mich bedeutet, daran will ich nicht mal denken. Nein, ich will nicht. Auch wenn Johann ein supertoller Zahnarzt ist: *Ich will nicht!*

Einen Tag und eine Nacht kann ich diese Haltung aufrechterhalten, dann siegt doch die Vernunft. Man soll es nicht glauben, dass die mal gewinnt, überwiegend steht die Angst auf dem Siegerpodest. Doch der liebe Johann hat meine Zahnarztbesuche wirklich revolutioniert und bewahrt mich glücklicherweise davor, dass mir meine Zähnchen aufgrund Besuchsverweigerungen viel zu früh ausfallen. Es ist nicht so, dass ich die Dringlichkeit regelmäßiger Besuche ganz grundsätzlich (und vor allem im aktuellen Fall) nicht einsehen würde. Meine Angst allerdings untersagt mir solche Events kategorisch. Erst als ich Johann kennen lernte, wagte ich mich langsam, zaghaft und für meine Verhältnisse überaus mutig an diese Groß-Konfrontation heran. Johanns Praxis liegt nun nicht gerade um die Ecke, sondern es trennen uns gute 30 Kilometer (eine Weltreise für mich). Vermutlich hätte ich daher niemals von seinen wahrhaft wundersamen Fähigkeiten erfahren, wäre nicht der griechische blonde Vierbeiner Sokrates bei ihm eingezogen. Durch diesen kleinen Welpen haben sich unsere Wege vor langer Zeit zufällig gekreuzt. Griechen schaffen also das, was kein anderer schafft: befeindete Gebiete wieder zusammenzubringen, also mich und die gefürchteten Zahnarztbesuche. Nachdem aus dem kleinen Griechen irgendwann ein ziemlich großer Grieche geworden und ein Jahr vergangen war, wollte ich aus reiner Neugier mal wissen, wie es dem Hundi denn inzwischen so geht. Als Hundemutter interessieren einen solche Dinge halt, also verfasste ich eine kurze Mail. Die Antwort kam von Johann in Form eines Fotos und zwei Sätzen: Das Foto zeigt einen Hund an einer befahrenen Straße, angebunden an ein Bäumchen. Er ist auch blond und sieht Sokrates zum Verwechseln ähnlich. Unter dem Foto steht mit großen Worten geschrieben: »Wie gewünscht ein Bild von Sokrates. Wir sind gerade unterwegs in den Urlaub, und das ist das letzte Bild, was wir von ihm gemacht haben.«

Tiefschwarzen Humor hat er ja, der Johann. Dies deutete sich bereits damals an. Mit dieser Mail jedoch war mir sofort sonnenklar: Zukünftig gehst du nur noch zu Johann, wenn die Beißerchen das nötig haben. Rein zufällig schreien meine Beißerchen gerade *jetzt* aufgrund des Nutella-Unfalls äußerst dringend um die Hilfe eines erfahrenen Menschen. Außerdem hatte sich bereits eine Woche zuvor eine Plombe verabschiedet.

Nachdem ich durch Johanns außergewöhnliche Mail relativ sicher war, dass man mit diesem Mann ganz bestimmt Pferde stehlen konnte, wage ich ihm gegenüber ein Outing meines Geisteszustands mit gleichzeitiger Bitte um Rettung meiner Zähne – zunächst um Rettung des plombenlosen und eckchenfehlenden. Ich knüpfe ein Treffen in der Praxis jedoch an gewisse Bedingungen, die da wären: »Mein Termin muss außerhalb der Sprechstunde stattfinden, damit du, Sokrates, ich und deine Frau (sie arbeitet ebenso in der Praxis) ganz allein sind.« Ohne diese ungewöhnliche Grundvoraussetzung wäre an das Herangehen dieses Vorhabens überhaupt nicht zu denken gewesen. Johann findet das überhaupt nicht seltsam. Hätte ich so etwas in einer anderen »normalen« Zahnarztpraxis verlauten lassen, wäre ich mit äußerst bestimmender Höflichkeit an einen Kollegen verwiesen worden. Hauptsache, die Irre schnell los gehabt. Johann ist da total anders. Er schlägt sogar vor, dass wir uns erst mal ganz ungezwungen bei ihm zu Hause treffen: ein bisschen Sokrates kraulen, nett plaudern, einen kleinen Spaziergang machen, bei dem wir dann absolut »zufällig« an der Praxis vorbeikommen. Wo wir zufällig schon da sind, könnte ich mir die ja auch gleich anschauen. So sieht sein Plan aus. Er scheint sich mit Irren hervorragend auszukennen. Mir reicht es jedoch völlig aus, wenn wir ohne großen Staatsakt direkt in der Praxis zusammentreffen. Hauptsache, es sind keine anderen Leute da.

Unfassbar. Kaum zu glauben. Ich habe tatsächlich einen Zahnarzttermin ausgemacht. Ich bin so stolz auf mich. Das gleicht wahrhaftig einem 7. Weltwunder. Die 30 Kilometer Wegstrecke, die zwischen mir und Johann liegen, finde ich mit Aussicht auf ein alleiniges Date gar nicht mehr so beängstigend und nehme sie daher gern in Kauf. Alles kann man nun auch wieder nicht haben, das muss sogar ich einsehen. Ich fühle mich herrlich frei – trotz Zahnarzttermin. Frei in meinen Entscheidungen. Das macht es fast wieder einfach. Ich bin so langsam eben einfach viel zu schlau für meine Angst und trickse die so was von unbarmherzig aus, dass sie nichts mehr zu lachen hat. Ein klein wenig Schützenhilfe erhoffe ich mir zusätzlich von meinem Mann. Ich heuere ihn als Chauffeur an, um mich die lange Wegstrecke dorthin zu verbringen und danach wieder nach Hause. Doch es kommt, wie es eben immer kommt: Wenn ich meinen Mann für überlebensnotwendige Dinge benötige, hat er keine Zeit. Er verweigert sich daher diesem Plan. Man kann sich die Zeit auch nehmen, argumentiere ich. Er verneint nach wie vor vehement und berichtet mir von seiner unbarmherzigen Arbeitssituation, die danach verlangt, auch an diesem Tag seinem Job nachzugehen. Was interessieren mich die Belange seiner Arbeit, wenn es um ein derlei essentielles Vorhaben geht. Eine ausgiebige und mit drastischer Ausmalung getroffene Umschreibung, was seiner geliebten Frau auf diesem marathon-ähnlich langen Weg alles widerfahren könnte bei alleinigem Steuern des Fahrzeugs, beeindrucken ihn wenig. Ich versuche das dabei eventuell entstehende Drama zu untermalen, indem ich ihm verdeutliche, wie üblicherweise sogar sein eigener Kreislauf (der im Gegensatz zu meinem als äußerst stabil beschrieben werden kann) auf die Gabe einer örtlichen Betäubung zu reagieren pflegt: Er verabschiedet sich. Aber ich, die arme, kleine, angstgeplagte Uli, mit herzlich wenig Kreislauf, dafür umso mehr Übelkeit, soll schleuder- und auch unfallfrei hin- und wieder zurückkommen. Die Nerven meines Mannes möchte ich haben. Er sieht das pragmatisch männlich: wenns mir schlecht wird, könnte ich doch jederzeit kurz rechts ran fahren und in die Natur speien. Danke Olaf für diesen tollen Kommentar, ich fahr allein …

Ich wache auf und stelle fest, dass es mir erstaunlich gut geht. Obwohl heute mein Mega-Ereignis stattfinden soll. Warum ist mir denn nicht schlecht? Das wäre ein toller Grund, den Termin kurzfristig abzusagen. Auch ein Migräneanfall lässt heute auf sich warten. So kurz nach dem Aufwachen bin ich mir noch nicht sicher, ob ich mich nun darüber freuen soll, dass mich momentan kein Wehwehchen plagt oder nicht. Dann freue ich mich halt auf den Zahnarzt. Ich lege dennoch bereits jetzt mehrere Strategien fest, wie ich die Zeit bis zum Sitzen auf dem Zahnarztstuhl überstehen kann. Bis dahin kann noch viel passieren. Vor allem viel Angst. Ich greife daher ganz tief in meine Angstbekämpfungs-Trickkiste und beginne mit Trick 1: Ablenkung. Trick 2: kleine Etappen festlegen. Meine gedankliche Route samt Etappen sieht so aus: Ich putze einfach mal die Zähne. Das heißt ja noch lange nicht, dass ich gehen muss. Ich ziehe die Jacke an. Das heißt ja noch lange nicht, dass ich zur Tür raus muss. Ich laufe zum Auto. Das heißt ja noch lange nicht, dass ich wegfahren muss. Um das Ganze zu verkürzen (die nächsten fünf Etappenziele reichen von Ortschaft zu Ortschaft), geht's dann erst wieder weiter mit: Du parkst ein, gehst in die Praxis. Das heißt ja noch lange nicht, dass du nicht auf dem Absatz sofort wieder umkehren kannst. Und zuletzt: Du machst deinen verdammten Mund auf im Zahnarztstühlchen (du hast doch sonst auch immer eine große Klappe) und lässt nur mal reingucken. Das heißt ja noch lange nicht, dass du dich auch behandeln lassen musst. Und so wird mein Riesenberg »*Zahnarzt*«

zu mehreren kleinen Hügeln, die man sogar mit Angst im Nacken erklimmen kann. Das Tolle daran: Der Johann unterstützt mich derart klasse in meinen Etappen und macht damit jedem handelsüblichen Psychotherapeuten Konkurrenz. Vielleicht sollte Johann umsatteln, er wäre sicher sehr gefragt.

Trick 3: Nach Ankunft im Horrorkabinett (für mich ist es so was in der Art) halten wir erst ein bisschen Smalltalk. Vor allem habe ich ausgiebig Zeit, den blonden Griechen zu bekraulen. Tiere zu streicheln baut schließlich Stress ab, wie wissenschaftlich bewiesen wurde. Sokrates hat jedoch kein Interesse, stundenlang gestreichelt zu werden, auch wenn er ein überaus verschmuster Grieche ist. So lange würde es am heuten Tag vermutlich dauern, bis ich meinen Stress komplett herausgestreichelt hätte. Ich möchte die Gastfreundschaft und Geduld von Herrchen und Frauchen nicht überstrapazieren und finde mich nun mutig genug, um zur Tat zu schreiten.

Ich mache den Mund dann tatsächlich auf und gebe Johann die schonungslose Wahrheit preis: das fehlende Plömbchen und die abgebissene kleine Ecke da oben am Schneidezahn. Zwischendurch betone ich noch mindestens 10 Mal, dass ich echt Angst habe und erzähle wirr alles Mögliche durcheinander. Wie man hier nebenbei sprechen kann, ist verwunderlich, ich schaffe es absolut akzentfrei und ohne einen von Johanns Fingern versehentlich abzubeißen. Ich will zum Abschluss meines Redeschwalls dann noch wissen, woher Johann so viel Erfahrung mit Angstpatienten hat. Oder liegt das im Blut? Genetisch veranlagter Angstversteher? Er antwortet mir mit weiterer Eselsgeduld, plaudert aus dem Nähkästchen und merkt zudem an, dass Angstpatienten im Zahnarztstuhl recht schnell zu erkennen sind. Nicht alle posaunen es so hinaus wie ich, da ist es schon wichtig, dass er sich darauf einstellen kann. Ein untrügliches Merkmal sei, wenn die Patienten viel quasseln und sich ständig den Mund ausspülen wollen. Ich bin eben übrigens gerade dabei, mir zum dritten Mal seit Belagern des Stuhls den Mund zwischendurch auszuspülen. Ist das peinlich. Quasseln und Mund ausspülen. Ich tue nichts anderes. Johann merkt, dass ich rot werde und tätschelt tröstend meine Hand: »Ist nicht schlimm Uli, ich versteh das doch!«

Ansonsten ist er absolut zufrieden mit meinem Gebiss. Mein Herz schlägt mir bis zum Hals, ich habe mittelschwere Panik, aber es ist grad noch so auszuhalten. Erst als Johann mit der großen Spritze ankommt, hör ich fast die Vöglein zwitschern. Ich verabschiede mich in Folge dessen beinahe von meinem Date. Johann reagiert ganz cool, er ist die Ruhe selbst. Auch seine liebe Frau steht mir bei und hält mein Händchen, Johann braucht seine beiden Hände nun ja zum Vorbereiten der Mörderinstrumente samt Bohrer und kann daher selber nicht mehr tätschelnd zur Verfügung stehen. Nach zwei Minuten kommt mein Kreislauf wieder und wir können anfangen.

Ich weiß nicht wie, aber 10 Minuten später bin ich stolze Besitzerin einer nigelnagelneuen Plombe. Das bisschen an fehlendem Schneidezahn war sogar noch schneller zu beheben. Einfach ein klein wenig abschleifen das Ganze, fertig. Noch etwas wacklig auf den Beinen, schwanke ich aus dem Behandlungszimmer und nehme die beiden zum Abschied ganz doll in den Arm. Das sind eben die wahren Helden des Lebens.

Der Nachhauseweg verläuft recht reibungslos. Außer einem kleinen Zwischenstopp im Wald, um ein bisschen Wasser loszuwerden. Ich habe sie besiegt, die Angst und könnte jubeln vor Freude. Zudem ist die Aussicht auf weiteren Nahrungs(Nutella-)genuss mit gesunden Zähnen doch auch nicht ohne.

Eine weitaus größere Freude ist ja bekanntlich die Schadenfreude. Die keimt just in diesem Moment in mir auf und ich befinde ihn für schuldig. Schuldig im Sinne der Anklage: Seine Frau im Stich lassen. Strafe muss sein, lieber Olaf, daher bekommt er umgehend diese SMS von mir: »Ich lebe noch. Aber nicht mehr viel. Dies macht Autofahren unmöglich, was du als Ehemann der Betroffenen sicher verstehen wirst. Das Taxi hier ist wirklich komfortabel, aber die komische Zahl da vorne an der Uhr stimmt mich nachdenklich. Macht nix, zahlst ja sowieso du. Dein Auto kannst du an folgender Adresse abholen XX. In Liebe, deine Frau.«

Eine Minute später klingelt mein Handy. Olaf. Natürlich gehe ich nicht ran, man soll beim Autofahren doch nicht telefonieren …

Und was sagt die Therapeutin dazu?

Uli beschreibt hier auf ihre individuelle, komische Art, was für viele Menschen mit einem mulmigen, ja ängstlichem Gefühl belastet ist: Der Besuch beim Zahnarzt. Warum ist das eigentlich so? Erinnern wir uns an das Prozedere: Zuerst nehmen wir auf einem Zahnarztstuhl Platz und werden nach hinten »abgeklappt«, eine

Position, die in der Tierwelt Unterwerfung bedeutet. Nehmen wir beispielhaft den Hund, weil es bei Uli so naheliegend ist. Wenn der Hund sich unterwirft, legt er sich auf den Rücken und bietet dem Gegner seinen Hals an. Auch wir strecken, nachdem wir die Rückenposition haben einnehmen müssen, dem Zahnarzt unseren Hals entgegen, während wir den Mund so weit es geht öffnen. Eine Geste der absoluten Kontrollabgabe, bis auf die Tatsache, dass manche (vorwiegend Kinder, wenn sie nicht durch eine Sperre daran gehindert werden), in dieser scheinbar ergebenen Position zubeißen.

Nun zurück zu unserer Zielgruppe: Angstklienten. Natürlich gibt es Angstklienten, die auch nur dieses normale Maß an Angst verspüren, und es gibt die Menschen mit einer spezifischen Zahnarztphobie. Im Extremfalle gehen sie jahrzehntelang gar nicht und riskieren einen ruinösen Restzahnbestand. Dazu fällt mir ein Witz ein: Ein gut aussehender Herr und eine attraktive Blondine begegnen sich in einer Bar. Nach einigen flirtenden Blickkontakten lächelt sie ihm auffordernd zu. Und tatsächlich, er spricht sie mit folgenden Worten an: »Wenn ich sie so anschaue, möchte ich mich gerne mit ihnen treffen.« Geschmeichelt antwortet sie: »Na, Sie sind mir aber ein Draufgänger!« Daraufhin meint er ernüchternd: »Nein, ich bin Zahnarzt!«

Witze gehören ebenfalls zu meinem Handwerkszeug, und treffend eingesetzt, vermögen sie angespannte Situationen zu entkrampfen. Sie schaffen ebenfalls einen distanzierten Blick zur Problematik. Ein für den Leser eindrückliches Beispiel finden Sie in meiner Diplomarbeit. Ich habe mit einer Kommilitonin zusammen eine umfangreiche Studie zum Thema: Gewichtsreduktion unter klinischer Hypnotherapie und Verhaltenstherapie durchgeführt. Zielgruppe waren Frauen zwischen 35 und 45 Jahren. In einer Gruppensitzung mit dem Thema Sexualität (es hatte sich in den vorangegangenen Einzelgesprächen gezeigt, dass es für eine große Anzahl der Klientinnen ein Problembereich war) kam es zu stoischem Schweigen unter den Frauen, deshalb erzählte ich folgenden Witz: Warum kommen Frauen um die 40 ins »Bumsalter«? Die Frauen hielten im wahrsten Sinne des Wortes die Luft an. In diesem Moment hatte ich ihre volle Aufmerksamkeit und ihr Interesse. Die Antwort: Zuerst bedienen sie sich im Kühlschrank, dann gehen sie ins Bett und Bums sind sie eingeschlafen! Dieser Witz schaffte es in Rekordzeit, die Hemmschwelle in Bezug auf das Thema abzubauen. Nach lautem Gelächter war das Eis gebrochen, und die Frauen konnten sich nun offen äußern.

Doch nun wieder zurück zu Uli, die keine extreme Zahnarztphobie entwickelt hat. Ihre Sorge um ihr Aussehen und, wie wir gelesen haben, ihre Befürchtung, auf ihren Nutellagenuss dauerhaft verzichten zu müssen, schaffen es, sie in Bewegung zu setzen. Die erhoffte Unterstützung seitens ihres Mannes bleibt aus (dazu mehr in Kapitel 7) und so ist sie auf sich alleine gestellt. In dieser Situation hat Uli zusätzlich Glück, weil sie einen Zahnarzt außerhalb seines Betätigungsfeldes kennengelernt hat, der

1. ihre Liebe zu Hunden teilt,
2. einen rabenschwarzen Humor hat,

3. ihr auf Anhieb sympathisch war und
4. dessen Fachkompetenz sie nicht kannte.

Wie, was? Deren Fachkompetenz sie nicht kannte?! Ja, Sie lesen richtig. Offensichtlich ist das nicht so wichtig, wie vielleicht allgemein angenommen wird. Hier zeigt sich ein Phänomen, dass auch bei der Wahl des Psychotherapeuten bereits wissenschaftlich untersucht wurde. Über 50 Prozent der Effektivität einer Therapie wird auf die Person des Therapeuten zurückgeführt und nicht etwa auf seine ausgeübte Therapierichtung.

Wenn diese Tatsache bekannt ist, braucht sich ein hilfesuchender Klient nicht auf einen ihm unsympathischen Therapeuten einzulassen, denn der Effekt ist höchst zweifelhaft. Aber welche Wahl hat ein Klient oft? Er kann froh sein, wenn er überhaupt zeitnah einen Termin bei einem kassenzugelassenen Therapeuten bekommt. Aus meiner Erfahrung warten die Klienten nicht selten bis zu einem Jahr auf einen Therapieplatz. Aber Hilfe brauchen die meisten sofort und im speziellen Angst- und Panikklienten, oder auch Menschen mit Depressionen, um nur einige stellvertretend zu nennen. Wohl dem, der sich da einen seriösen Psychotherapeuten privat leisten kann!

Sagt der Psychotherapeut zum Klienten: Zuerst muss ich Ihnen sagen, dass eine Sitzung bei mir 80,- Euro kostet und Sie genau zwei Fragen stellen können! Was, zwei Fragen für 80,– Euro? – Ja, und wie lautet ihre zweite Frage?

Kommen wir wieder zu Uli: Uli hat nicht nur Glück gehabt, weil sie ihren Zahnarzt über ihren Hundeverein kannte, nein, sie verfügte zu diesem Zeitpunkt bereits über die notwendigen Fertigkeiten, mit dieser Situation klar zu kommen, auch wenn sie diese nicht immer explizit erwähnt. Obwohl sie bereits gut ausgerüstet war, versucht sie gerne wieder ihre »alten Spielchen«: Ehemann einspannen, sich bedauern usw. Diese »alten Spielchen« finden nicht auf einer bewussten Ebene statt, sondern laufen ganz automatisch ab, da sie sich in vielen Situationen immer wieder haben verfestigen können. Es ist wie mit dem Schifahren: Wenn Sie sich einen falschen Fahrstil angeeignet haben, ist es sehr mühevoll, auf einen effektiveren Stil umzusteigen, obwohl Sie ihn sich schon bei einem Schilehrer teuer haben zeigen lassen. Denn wir Menschen sind »Gewohnheitstiere«, und damit ein neues Verhalten zur Gewohnheit werden kann, bedarf es immer wieder aufs Neue der Bewusstmachung, der Übung und des Durchhaltevermögens. Ein Zitat von Franz Grillparzer verdeutlicht die Macht der Gewohnheit: Ach die Gewohnheit ist ein lästig Ding! Selbst an Verhasstes fesselt sie.

4. Ich werde Marathonläuferin

An alten Stärken anknüpfen

Die Länge eines Marathons beträgt exakt 42,195 Kilometer. Das ist ganz schön lang, und üblicherweise legt man die Strecke laufend zurück. Ich laufe auch. Täglich sogar. Wobei »laufen« bei uns Schwaben eigentlich »gehen« heißt. Wir sagen zum »Gehen« »Laufen« und zum »Laufen« auch »Laufen«. Wir sind ein bisschen faul, was die Sprache angeht. Also, ich »spaziere« tagein, tagaus in die Natur hinaus, meine Hunde wollen das so. Unser Tempo würde ich in die Kategorie Schneckentempo einordnen. Was heißt: Ich bin die Schnecke und die Hunde rasen derweil wie die Irren durch die Gegend. Zumindest haben die Vierbeiner ihren Spaß! Von 42 Kilometern bin ich dabei weit entfernt. Und das ist gut so. Erstens würde es meiner Angst gar nicht gefallen, wenn ich mich weiter als einen Kilometer von meinem sicheren Bunker (= Zuhause) wegbewegen würde. Zweitens ist mein armer Körper sehr geschwächt durch die fortwährenden Adrenalingaben, die mein Hirn ständig an ihn ausschüttet: »Alarm, Angst«, so lauten die einzigen zwei Wörter, die mein Hirn gemeinschaftlich mit meinen Körperfunktionen gelernt hat. Die beiden (Hirn + Körper) sind inzwischen das perfekt eingespielte Team und kommen beinahe ohne Worte aus. Heißt, das Hirn muss schon kaum mehr was sagen, da schüttet Freund Körper vorsorglich mal eine Dosis des Hormons aus. Man weiß ja nie. Für unnütze Dinge wie Sport sind leider keine Ressourcen mehr vorhanden.

Mein Hausarzt sieht das anders. Ich habe heute die seltene Gelegenheit, ihm mal wieder hallo zu sagen und mich über diverse Wehwehchen zu beschweren. Unsere »Bekanntschaft« besteht schon einige Jahre, in der wir stillschweigend die traurige Wahrheit dieser Verbindung akzeptieren: sein Latein ist bei mir am Ende. Macht aber nichts, er freut sich trotzdem jedes Mal, wenn ich zu einem meiner gelegentlichen Besuche bei ihm in der Praxis vorbeischaue – solch außergewöhnliche Patienten hat man schließlich nicht alle Tage. Aufgrund der oben genannten Tatsache geschieht dies allerdings nur alle Schaltjahre mal. Damit ich kurz in Erinnerung rufen kann, dass es mich wirklich noch gibt. Wie heißt es so schön: Unkraut vergeht nicht. Bisher verlief der Kontakt zwischen ihm und mir überaus harmonisch.

Heute muss ich jedoch kurzzeitig an seinen guten Absichten zweifeln. Ich bin gerade so richtig schön dabei, ein bisschen zu lamentieren und über meinen wetterfühligen Organismus zu jammern. Kreislaufproblemchen hier, Kopfschmerzen da. Prinzipiell ist mir klar, dass Onkel Doktor wie bereits schon Millionen Male zuvor dafür keine Lösung parat hat. Außer dass man mir mit dem Holzhammer mal ordentlich eins aufs Haupt gibt und ich dadurch vielleicht endlich normal werde (um Himmels willen, das hat er so natürlich nicht gesagt. Ich gebe das nur sinngemäß wieder). Doch dann hat er eine Idee. Die da wäre: Sport. »Uli, Sie müssen sich einfach etwas sportlich betätigen, Ihr Herz-Kreislauf-System auf Vordermann bringen, dann reagieren Sie nicht mehr ganz so empfindlich aufs Wetter.« Super Idee. »Herr Doktor, Sie wissen aber schon, dass ich bereits bei der kleinsten körperlichen Anstrengung in Ohnmacht zu fallen drohe. Außerdem wird mir dabei sofort schlecht«, kommentiere ich seinen Vorschlag. »Papperlapapp. Das denken Sie nur wegen Ihrer Angst. Uli, glauben Sie mir: aus Ihnen kann sogar ein Marathonläufer werden.«

Ich benötige einige Minuten, um mir über die Bedeutung seiner Worte klarzuwerden. Das Wörtchen »sogar« stört mich dabei ein wenig, es klingt doch sehr diskriminierend in meinen Ohren. »Sogar« – was will er mir damit sagen? Sogar die verrückte Uli? Sogar die alte, verrückte Uli? Sogar die alte, verrückte, körperlich sehr »zarte« Uli? Sogar dieser Jammerlappen Uli?

Da ich ihn sehr gut kenne, gehe ich davon aus, dass er es nur gut mit mir meint und ich den Schwerpunkt seines Satzes daher nicht auf das Wort »sogar« legen sollte. Reine Gewohnheit meinerseits, zunächst nur das Schlechte zu vermuten, dies in allen Einzelheiten über Tage zu durchleuchten und daraus zu schließen, dass die Welt doch einfach böse ist und ich die ärmste Seele unter der Sonne bin. Dank Anne beherrsche ich nach viel Üben diverse Tricks und Kniffe gegen solche Angewohnheiten. Benötige auch keine Tage und Wochen mehr dazu, sondern lediglich wenige Minuten. So auch heute, als ich meinem Arzt während dieses denkwürdigen Besuchs gegenübersitze. Ich erkenne in atemberaubender Geschwindigkeit (also in ca. 60 Sekunden, das ist Rekord), dass der Satz des Doktors der Startschuss bedeuten könnte für die Kehrtwende in meinem Leben, da er mir damit keinesfalls diskriminierende Aussagen um die Ohren hauen will, sondern mich ermutigen und mir die Ängste nehmen. Das hat er damit geschafft.

Von Marathonläufen sehe ich mich selbst ungefähr so weit entfernt wie vom Mond, besser noch vom Mars. Mein bescheidenes Ziel: ca. 800 Meter Walking ohne

Angst, tot umzufallen. Das Ziel ist nun klar und das doofe Wetter kann in Zukunft machen, was es will: mich kriegt es dann nicht mehr dazu, klein beizugeben.

Der Sommer 2011 ist gekennzeichnet durch folgende Phänomene: Erst kommt das Hoch Birgit daher und beschert uns Temperaturen ähnlich wie in der Sahara. Tief Peter hat scheinbar was dagegen und weht die Birgit schon am nächsten Tag hinweg, um uns mit reichlich Wasser von oben und schwül-warmer Luft ähnlich den Tropen samt orkanartigen Winden zu beglücken. Keine Ahnung, wie die vielen Hochs und Tiefs des Sommers alle im Einzelnen nun heißen, jedenfalls geht es über Monate so weiter im Wechselspiel – keiner der Herrschaften gibt sich für längere Zeit die Ehre, sondern sucht nach kurzem Aufenthalt wieder das Weite.

Mein Organismus findet das wie bereits erwähnt extrem doof (aber nicht mehr lange, na warte, du blödes Wetter, dir zeig ichs!). Und tut dies besonders in letzter Zeit kund in ähnlich schnell wechselnden Symptomen, die es in sich haben. Da mein sowieso schon beschwerlicher Alltag dadurch um ein Vielfaches beschwerlicher wird, sage ich allen nun den Kampf an. Gegen die Hoch-Tiefs kann ich leider wenig ausrichten. Meine Verbindung zu Petrus ist nicht ganz so stabil, dass ich hier einflussreich eingreifen könnte. Demzufolge gilt die Kampfansage schwerpunktmäßig den Symptömchen (und auch meiner Angst. Irgendwie ist doch eigentlich beides das Gleiche!). So einfach ist das nun aber auch wieder nicht. Aus jahrzehntelanger Erfahrung ist mir hinreichend bekannt, dass man denen äußerst hilflos ausgeliefert sein kann. Durch den Geistesblitz, der mich nach besagtem »Marathon-Satz« des Herrn Doktors heimsuchte, weiß ich jetzt ja, dass ein unsportlicher Körper einschließlich einem Herz-Kreislaufsystem weit unter null eher schlapp macht als ein durchtrainierter. Folglich müsste ich doch mein Herzle einfach ein bisschen auf durchdachte Art regelmäßig zum Pochen bringen in Form von sportlicher Betätigung, dann können von mir aus die Birgits und Peters dieser Welt machen, was sie wollen, das juckt doch mich dann nicht mehr. Der Plan hört sich klasse an, warum ich da nicht schon früher ganz von allein drauf gekommen bin?

Von einem Marathon nehme ich zunächst Abstand. Erkläre meiner Hündin Stumpi aber, dass wir ab sofort gemeinsam Walken gehen werden. Denn an Laufen ist mal überhaupt nicht zu denken (dieses Mal meine ich mit »Laufen« »Joggen«). Herr Doktor meint aber, dass Walken genau den gleichen Effekt hätte für mein Vorhaben und ich solle keine Angst haben, er verspricht mir, ich falle wirklich nicht um. Gut, wenn er das sagt.

Bereits am nächsten Tag schnappe ich mir meinen Hund, ein paar alte Latschen (Turnschuhe besitze ich nicht) und atme dreimal tief durch. Uli, du gehst jetzt Walken, das heißt, du bewegst dich gehenderweise (aber schnell gehend bitte) mindestens 800 Meter von deinem sicheren Bunker weg. Onkel Doktor sagt, Umfallen ist nicht. Es macht für meine Angst einen erheblichen Unterschied, ob ich bei meinen üblichen Gassirunden ca. 400 Meter vom Haus entfernt bin und sich die Hunde durch Herumtoben auf der Wiese eigenständig austoben, während ich auf ihr stehen bleibe und in weiter Ferne immer noch das Ziel vor Augen habe: mein Zuhause. Oder ob ich mich meilenweit (also 800 Meter) davon wegbewege und mich damit schutzlos meiner Angst ausliefere ohne die Möglichkeit einer schnellen Flucht. Die Flucht würde mir nur dann schnell gelingen, wenn ich im Eiltempo eines Sprinters zurückrennen könnte, was mir aber aufgrund meiner körperlichen Voraussetzung verwehrt bleibt. Das wiederum erklärt, dass meine Walkingaktion gleichzeitig eine nicht unerhebliche Konfrontationstherapie darstellt, die ich tapfer angehe.

Spiel, Satz, Sieg! Ich habe mein vorher gestecktes Ziel erreicht und bin tatsächlich bis zu dieser Holzbank da oben an den Obstbaumwiesen gewalkt und habe auch den steilen Berg (mindestens 50 Prozent Steigungswinkel!) 100 Meter vor diesem Ziel erklommen. An der Bank angekommen, klopft mein Herz aber arg, puh. Meine Waden tun weh und ich analysiere ein kurzes Schwächegefühl mit leichtem Unwohlsein. »GEFAHR«, schreit meine Angst ganz laut. Quatsch mit Soße, Doktor sagt, ich kann Marathon laufen, versuche ich mich zu beruhigen. Vorsichtshalber setze ich mich kurz auf die Bank und blicke mit Wehmut in meine leere Hosentasche, in der zur Sicherheit eigentlich das Handy stecken sollte. Ich habe es aber aus lauter Nervosität beim Abmarsch vergessen. Ich bin quasi hilflos verloren und werde hier im Falle eines Kollapses wahrscheinlich liegen bleiben bis zum nächsten Winter, falls mich vorher kein anderer Spaziergänger findet. Ob Olaf mich so schnell vermissen wird und mich suchen kommt? Aber der weiß ja nicht mal, dass ich Walken bin. Auf die Idee, mich hier weit weg von zu Hause an den Obstbaumwiesen unseres Ortes zu suchen, kommt er deswegen ganz sicher nicht. Nur Stumpi kann jetzt noch helfen. Sie muss Hilfe holen. Stumpi ist nicht interessiert, Ersthelfer zu spielen, sie findet die vielen Gerüche hier am Wegesrand viel zu spannend. So bleibt mir nur ein Weg: Ich muss mich auf mich selbst verlassen und darauf, dass *ich Marathon laufen kann*. Also werde ich doch wohl die paar Meter walkend wieder nach Hause kommen. Vorsichtshalber sage ich mir meine alt bekannten Sprüche sehr laut selber vor: Ich bin stark, ich schaff das. Ich bin Marathonläufer! Ich bin jung und gesund (das ist eine glatte Lüge, aber ich kann's ja mal versuchen!) Und jetzt heim mit dir. Im Stechschritt marschieren wir voran. Mit jedem Meter, den ich zurücklege, keimt Hoffnung auf. Am Ende schwebe ich fast und komme ohne Zwischenfälle wieder zu Hause an. Olaf hat Mittagspause und vermisste mich schon (so was aber auch!). »Na, wart ihr Gassi?«, fragt er beiläufig. »Nein, ich werde Marathonläufer und war daher mit Stumpi walken.« Das Gesagte ergibt für ihn wenig Sinn. Olaf weiß ja aber, dass vieles, was ich so sage, nur für mich Sinn ergibt und beschäftigt sich deswegen nicht weiter damit. Zunächst.

15 »Marathonläufe« später und diszipliniertem, fast täglichem Training bin ich der Meinung, dass ich nun ordentliche Walkingschuhe verdient hätte. Ich muss zugeben, meine Motivation ist kurz vor dem Absacken, da ich trotz massiver Angstüberwindung und unbarmherzigem Training (800 Meter Walken wie immer, kurz vor Ende der Halbzeit mit toller Bergerklimmung) nicht wirklich vorankomme. Es ist nach wie vor eine gemeine Quälerei und ich merke nichts davon, dass sich mein Herz-Kreislauf-System langsam an die neuen Bedingungen anpasst. Als Steinbock bin ich tendenziell ungeduldig und hatte schon erwartet, nach diesen 15 Läufen einen Fortschritt zu sehen, so dass mir die bisherige Wegstrecke etwas einfacher von der Hand bzw. von den Füßen geht. Das war nicht der Fall, was einen angstgeplagten und oft negativ denkenden Steinbock gern aufgeben lässt. Zwischenzeitlich hat auch Olaf mitbekommen, was ich da so

treibe und belächelt mich ein bisschen. Das allein ist ausschlaggebend dafür, dass ich die Zähne zusammenbeiße, den Rest der fast nicht mehr vorhandenen Motivation zusammenkratze und weitermache. Weil: »Dem zeig ichs!« Zusatzmotivation geben mir bestimmt meine professionellen Laufschuhe. Wer professionell Walken will, braucht ordentliches Handwerkszeug. Und so stehe ich 10 Minuten später im Sportladen und bin zunächst erschlagen vom reichhaltigen Angebot des ausgestellten Schuhwerks. Ein junger Verkäufer kommt daher und fragt, ob er helfen kann. Aber klar, alleine verlaufe ich mich ja in diesem Schuhlabyrinth. Er fragt nach meinen Wünschen, die ich ihm so erkläre: »Ich weiß, ich bin alt, aber ich fange jetzt das Walken an und knüpfe damit an meine Sportkarriere aus Kindertagen an, in denen ich Fußballstar war (war ich wirklich, kaum zu glauben). Dafür benötige ich bitte ein paar gescheite Schuhe.« Obwohl es Montagmorgen ist, ist der Herr sehr freundlich und freut sich, dass er was zu tun hat. Der riesengroße Laden ist nämlich gähnend leer. Er kommt gleich mit mehreren Schühchen angelaufen und preist deren Vorzüge an. Ich frage, ob die wasserdicht sind. Tja, das hat er mir wohl nicht zugetraut, dass ich die Schuhe auch bei Schlechtwetter walkend benutzen will. »Aber hallo, ich bin kein Schönwetterläufer. Wenn, dann wird bei jedem Wetter Sport gemacht!« Wortlos zieht er mit den Schuhen ab und schleppt ein anderes Modell an. Ich schlüpfe hinein und fühle mich pudelwohl. Nach dem Preis frage ich vorsichtshalber nicht. Was spielt denn Geld für eine Rolle, wenn es um meinen zukünftigen Marathonlauf geht. »Die nehme ich«, sage ich kurz entschlossen, was den Verkäufer in Erstaunen versetzt. So viel Entschlussfreudigkeit und Schnelleinkäufer-Qualitäten hat er von einer blonden Frau nicht erwartet. Man sieht es ihm deutlich an.

An der Kasse weicht mir dann leider jegliche Farbe aus dem Gesicht, als ich den Preis sehe. Für so wenig Schuh wollen die so viel Geld? Ich bezahle schnell und flüchte mit meinen teuren Schuhen aus dem Laden. Im Auto hole ich tief Luft und rechne mir aus, wie viele Stunden ich dafür arbeiten muss, um das auszugleichen. Ich hoffe auf eine gute Auftragslage in nächster Zeit. Einen positiven Effekt hat der Kauf aber allemal: Ich kann unmöglich die Walking-Flinte ins Korn werfen, wo ich nun so schweineteure Schuhe erstanden habe. Der Steinbock ist nicht nur ungeduldig, er geht auch mehr als bedacht mit Geld um. Und ich bin ja zudem ein schwäbischer Steinbock. Verschwendungen jeglicher Art machen mich todunglücklich und gibt es daher in meinem Leben nicht. Ich muss also weiterlaufen – komme, was wolle.

Zufällig ruft mein Vater an, kurz nachdem ich mit meiner neuen Errungenschaft ins traute Heim zurückgekehrt bin. Er fragt, was es Neues gibt. Sofort erzähle ich von meinen Plänen und meinen neuen Schuhen. Papa antwortet auf schwäbisch-philosophische Art: »Ach Mädle, wenn ich do an friher denk, als du no Fußball gschpielt hosch, da warsch noch net so a Bähmulle* wie jetzt. Do warsch hart im Nemma und so schpordlich.« Er hat leider Recht und denkt wohl sehr oft an die schönen Zeiten, die Jahrhunderte zurückzuliegen scheinen. Sie liegen so lange zurück, dass ich selbst schon fast keine Erinnerung mehr daran habe. Außerdem haften meinem Gehirn eher die negativen Erlebnisse des Uli-Lebens an, tolle Sachen will

* Bähmulle stammt aus dem schwäbischen Wortschatz und bedeutet auf Hochdeutsch in etwa: Jammerlappen, Heulsuse

sich das Ding nicht merken, sondern verschiebt es umgehend in die Schublade mit der Aufschrift »nicht vorhanden«. Ich antworte meinem Papa, dass er sich keine Sorgen machen soll, da ich jetzt ja endlich an diese Zeiten wieder anknüpfe und ich ihm hiermit verspreche, ihn zu meinem ersten Marathon einzuladen. Dass ich jetzt aber auflegen würde, weil ich unbedingt meine neuen Schuhe einweihen muss.

Vor lauter Euphorie habe ich nicht bedacht, dass man dies vielleicht zunächst in kleinen Stufen vornimmt, bevor man gleich losspurtet. Ich aber spurte los, mit Motivation vollbepackt bis obenhin. Auch Stumpi merkt, dass heute etwas anders ist als sonst. Mein Stechschritt ist noch stechender und sie versteht die Welt nicht mehr, warum sie nicht alle fünf Meter an den so furchtbar toll duftenden Stellen am Wegesrand ausgiebig schnuppern darf. »Stumpi, wir sind doch nicht zum Spaß hier. Jetzt wird nicht geschnuppert, sondern gewalkt!« Meine Stimme wird kurz vor meiner bekannten Sitzbank aber immer leiser. Ich spüre ganz genau, wie sich Blasen gebildet haben. So groß wie Krater. Schreckliche Blasen. Die schmerzen plötzlich so vehement, dass ich hilflos auf meinem Bänkchen sitze und darüber nachdenke, wie ich nach Hause komme: barfuß? Gar nicht? Oder einfach Augen zu und durch? Ich wähle die letzte Variante und kann die Tränen beim Heimkommen kaum unterdrücken, so werde ich von Schmerzen gepeinigt. Die Blasen sind offen und blutig. Ich berichte Olaf telefonisch von meinem Elend und erwähne nebenbei, dass ich mir Walkingschuhe gekauft habe, die an diesem Übel schuld sind (den Preis verschweige ich nach wie vor). »Dann können die ja wohl nichts taugen!«, bekomme ich als Antwort. »Natürlich taugen die was, Luxus-Schuhe für xx Euro können nur von allerbester Qualität sein.« Diesen Satz denke ich nur, ich spreche ihn nicht laut aus, sondern lasse ihn in dem Glauben, dass ich zu doof bin, mir eigenständig Schuhe zu kaufen. Der wird Augen machen, wenn ich genau mit diesen Schuhen das Zielband meines ersten Marathons durchlaufe!

Die folgenden Tage wird mein Training aufgrund schwerster Verletzungen unterbrochen. Die Blasen wollen nicht abheilen, so dass ich nicht mal Socken auf der Haut ertragen kann. Gott sei Dank ist Sommer, sodass ich darauf verzichten kann. Dass ich nicht weiterwalken kann, wurmt mich aber schon. Außerdem würde ich gern absehbar wieder normale Schuhe tragen können, anstatt alles in offenen Schläppchen erledigen zu müssen. Also erstehe ich in der Apotheke Blasenpflaster und erhoffe mir ein Wunder. Was sich sofort einstellt, denn in dem Augenblick, als die Dinger an meinen Fersen kleben, hören die Schmerzen auf. Ich kann sogar wieder normale Schuhe anziehen, ohne dass ich vor Schmerzen Schweißausbrüche bekomme.

Und so walkt sie und walkt und walkt. Bei Wind und Wetter. Sie lässt nicht locker. Unglaubliche vier Monate nicht. Das gehört in das Guinness Buch der Rekorde, finde ich.

Meine Fortschritte sind recht minimal, aber immerhin, es gibt inzwischen welche. Das habe ich dieser Tage an zwei Begebenheiten bemerkt. Zum einen, als ich ein kleines Gastspiel bei meiner Frauenärztin hatte. Deren Praxis liegt im 2. Stock. Üblicherweise schaffe ich es kaum die vielen Treppen hoch und muss oben angekommen zunächst eine Minute innehalten, bis ich wieder normal atmen kann und mein Kreislauf so stabil geworden ist, dass ich nicht panisch an einen drohenden Ohnmachtsanfall denken muss. Bei meinem jetzigen Termin kommt alles anders. Ich spurte die Treppen nahezu hoch und muss zweimal hingucken: Wie, ich bin schon oben?

Die zweite Begebenheit trägt sich zu, als Olaf mir mitteilt, dass er mich gerne mal begleiten würde an diese neue Stelle da im Wald, die ich vor kurzem entdeckt habe. Er hat überraschenderweise frei bekommen, da würde sich das doch anbieten. Diese Stelle habe ich mir als zweite Walkingstrecke auserkoren. Denn der Anstieg dort kommt gleich am Anfang des Weges und ist noch steiler als der beim Bänkchen. Gutes Training also. Wir schnappen uns die Hunde und ziehen los. Ich hatte meinen Mann bereits zu Hause vorgewarnt, dass ich diese Gelegenheit dann gern nutzen würde, um zu walken. Also nicht lahmarschig Gassi gehen, sondern zack-zack. Er lacht: »Ach, ich wollte doch schon immer mit dir gemeinsam Walken gehen, kein Problem für mich (ich bin der Held, ich bin ein Macho, ich bin der beste, ich bin ein Mann, wollte er sicher damit ausdrücken).«

Als wir in etwa bei der Hälfte des Anstiegs angekommen sind, höre ich Olaf von weit hinten rufen »Kannst du vielleicht auch mal ein bisschen langsamer machen?« Natürlich würde er nie zugeben, dass er mit mir nicht mehr mithalten kann. Er begründet es damit, dass sein Hund an der Leine viel langsamer sei als meiner und er darauf Rücksicht nehmen muss. Tja, von wegen, die Schuhe taugen nichts.

Komischerweise hat er mich von diesem Tag an nie wieder belächelt, wenn ich zum Walken aufbreche. Leider wollte er mich ebenso auch nie wieder begleiten. Weil er doch den langsameren Hund an der Leine hat, ich weiß.

Noch einer des männlichen Geschlechts hat dieser Tage große Augen gemacht: der Herr Doktor. Ich musste kurz bei ihm reinschneien, weil ich eine Überweisung benötigte. Normal bekomme ich ihn dazu nicht zu Gesicht, sondern habe lediglich eine kurze Audienz mit der Sprechstundenhelferin, die sich um diese Angelegenheiten zu kümmern pflegt. Zufällig spurtet er aber in dem Moment, als ich an der Empfangstheke stehe, aus seinem Zimmer, um die Behandlungskarteikarte des nächsten Patienten an sich zu nehmen. Wir begegnen uns, und obwohl er in Eile ist, schaut er mich von oben bis unten entgeistert an. So viel Strahlen in meinem Gesicht, so viel Entspannung und Lockerheit ist er nicht von mir gewohnt, wenn wir uns sehen. Denn Arztpraxen lösen bei mir mittelschwere Angstattacken aus, das Warten sowieso, weswegen ich überall als Nervenbündel bekannt bin. »Hallo Uli, wie geht's?«, fragt er mich »Prima!«, antworte ich. Ich würde ihm gern noch von meinen Erfolgen berichten und meiner Standhaftigkeit, aber er hat es enorm eilig. Ist schon wieder im Hechtsprung zurück Richtung Behandlungszimmer. »Herr Doktor, wo findet denn eigentlich der nächste Marathonlauf in der Umgebung statt?«, rufe ich hinterher. Er dreht sich noch einmal um, schaut zu mir rüber und an seinem Blick lassen sich die Gedanken eindeutig ablesen: »Und ich dachte schon, sie ist jetzt normal. Leider ist die Frau nach wie vor ernsthaft seelisch erkrankt.« Da er sehr höflich ist, erwidert er jedoch nur: »Also bis zum nächsten Mal Uli, machen Sie's gut!«

Und was sagt die Therapeutin dazu?

An dieser Stelle erkennen wir deutlich Ulis Therapieerfolg: Sie knüpft hier an alte Stärken an. Als Kind gehörte sie zu den sportlichen Stehaufmännchen, sie verfügte über die Eigenschaften, die jeder Fußballspieler in sich vereint: Ausdauer, Kraft, hohe Schmerz- und Frustrationstoleranz, Einsatzbereitschaft und Teamgeist, um nur einige zu nennen. Nun mag sich der Leser fragen: Wann und wieso hat sich das denn nun verändert? Gab es da einen auslösenden Moment, etwas Schreckliches, vielleicht sogar Traumatisches? Die Antwort: So leicht ist es nicht immer, einen einzelnen Auslöser zu bestimmen, so auch bei Uli. Bei ihr trafen viele Faktoren zusammen, die vielleicht neben einer erhöhten Vulnerabilität und Sensibilität ursächlich sein könnten: Ulis Leben begann im Brutkasten und eine in späteren Jahren durchgeführte Mandeloperation fand ohne funktionelle Betäubung statt. Erstmalig aufgetreten ist ihre Angststörung mit Panikattacke auf einem Straßenfest mit ca. 14 Jahren, einer Zeit der allgemeinen Neuorientierung in der Pubertät. Doch kommen wir wieder zurück ins Hier und Jetzt: Ulis Auslöser für das Anknüpfen an ihre Ressourcen war in diesem Falle ihre Wetterfühligkeit. Ihr geschwächter Organismus spielte bei diesen schnellen Wetterumschwüngen nicht mehr mit. Die Angst vor einem Herz-Kreislauf-Zusammenbruch und ihre körperlichen Beschwerden bei den extremen Temperaturschwankungen überwiegt die Angst, sich mehr als 400 m von ihrem Haus (ihren »Bunker«) zu entfernen. Hier sehen wir wieder ganz deutlich, dass es nicht der Verstand ist, der Uli zur Umkehr bewegt, sondern ihr Gefühl. Der Zaubersatz geht von ihrem Arzt aus: »Sogar aus Ihnen kann ein Marathonläufer werden.«

Dabei spielt das Wort »sogar« eine entscheidende Rolle: Es weckt ihren Widerstand. Natürlich akzeptiert Uli ihren Arzt als Fachkraft, der ihr diese körperliche Anstrengung zutraut, und das wiederum stärkt ihr Vertrauen in sich selbst. Die hohe Investition in ihre Sportschuhe bekräftigt und verstärkt ihren Entschluss durchzuhalten. Denn wer viel investiert, sieht einen Sinn darin und gibt nicht so schnell auf. Das ist übrigens auch ein nicht zu unterschätzender Faktor, wenn es um den Therapieerfolg geht. Zahle ich die Therapie aus eigener Tasche, habe ich eine ganz andere Motivation, über meinen eigenen Schatten zu springen, wenn es darum geht, mein Verhalten zu verändern und damit meinen Hemmschuh, die Angst, über Bord zu werfen. In wichtigen Entscheidungsprozessen unseres Lebens ist Angst ein schlechter Berater.

Doch wieder zurück zu Uli: Als Uli bemerkt, dass sie ihr »Sicherheitspolster«, das Handy, vergessen hat, greift sie auf die altbewährte und bereits mehrfach erfolgreich eingesetzte Methode der Selbstsuggestion zurück: »Ich bin stark, ich schaff das. Ich bin Marathonläufer! Ich bin jung und gesund (das ist eine glatte Lüge, aber ich kann's ja mal versuchen)!« Dabei spielt es für das menschliche Gehirn keine Rolle, ob sie es glaubt, entscheidend für den neurologischen Veränderungsprozess im Gehirn ist einzig und allein das positive Selbstgespräch. Die Betonung liegt auf positiv.

Ich lade Sie hier zu einem kleinen Experiment ein: Schließen Sie die Augen und denken Sie nicht an eine lila Kuh! Sehen Sie, es funktioniert nicht, es sei denn Sie haben sich abgelenkt. Formulieren Sie deshalb immer positiv, und allen Angstklienten sei hier wärmstens ans Herz gelegt, niemals zu denken und zu formulieren: »Ich will keine Angst mehr haben.« Sie registrieren nur das Wort Angst. Angst ist die »lila Kuh«, und die wollen Sie doch aus Ihrem Körper eliminieren.

Ulis tragfähige Basis bei allen Veränderungen in ihrem Leben, die Mut bedürfen und sich gegen ihre vielfältigen Ängste stellen, ist immer wieder ihr Humor. Ein altes Sprichwort besagt: »Humor ist, wenn man trotzdem lacht!«

Humor gilt mittlerweile als anerkannte Therapieform. Der Begründer des therapeutischen Humors ist Viktor Frankl, der schon in den in dreißiger Jahren erkannte, dass Lachen eine heilende Wirkung auch bei seinen Klienten in der Psychotherapie entfaltet. Es haben sich bereits Wissenschaftler mit der heilenden Kraft des Lachens auseinander gesetzt, und es gibt viele Veröffentlichungen zu dem Thema. Ein Arzt erfreut sich einer großen Beliebtheit, Dr. Eckart von Hirschhausen, der mit seinen Büchern und Fernsehsendungen den Humor im medizinischen Kontext populär gemacht hat. Interessant ist sein »Pinguin-Prinzip«, googeln Sie mal, es lohnt sich!

»Humor kann die bitteren Pillen, die die Patienten manchmal in der Therapie schlucken müssen, versüßen. Er kann einige der harten psychologischen Lektionen, die verdaut und assimiliert werden müssen, weicher und schmackhafter machen!«

Farrelly & Brandsma 1986

5. Ein schrecklicher Mord

Rituale und ihre Bedeutung in der Therapie

Strahlender Sonnenschein zwinkert durch mein Dachfenster, die Vöglein zwitschern draußen munter umher und ein laues, angenehmes Sommerlüftchen hat den Weg durch mein geöffnetes Fenster im Schlafzimmer gefunden. Gibt es etwas Schöneres, als durch Sommerlüftchen, Vogelgezwitscher und Sonnenstrahlen geweckt zu werden?

Ja, eindeutig! Wesentlich schöner wäre es doch, wenn diese wirklich wunderbaren Geschehnisse nicht begleitet würden von dieser dämlichen Übelkeit. Augen auf und was fühle ich: kein Sommerlüftchen, sondern Übelkeit. Ich finde, da wäre jetzt ein bisschen Jammerei und Selbstmitleid angebracht, und so ist meine treue Begleiterin auf vier Pfoten, Stumpi, die erste, der ich diesen Mitleid erregenden Zustand mitteilen muss. »Stumpi, findest du es nicht auch gemein, dass es Frauchen dauernd übel ist? Heute übel, gestern übel, vorgestern übel – so geht das schon seit Wochen!« Stumpi findet in erster Linie, dass es Zeit wäre fürs Frühstück. Für meine Sorgen ist sie derzeit nicht empfänglich. Also greife ich zum Hörer und rufe meinen Mann an, der bereits zu früher Stunde seiner Arbeit nachgeht »Olaf, mir ist schon wieder übel«, meckere ich an ihn heran, ohne ein paar zarten Worte des »Guten Morgens« oder dergleichen zu verlieren, was vielleicht eher angebracht gewesen wäre, schließlich haben wir uns heute Morgen aufgrund seines frühen Aufbruchs noch gar nicht gesehen. Doch auch er hat andere Pläne, als mich zu bedauern oder sich meine weiteren Ergüsse über so viel Ungerechtigkeit im Leben der Uli anzuhören. Er muss sich auf seinen Job konzentrieren. Ich komme nach dieser zweiten Ablehnung in Sachen Bemitleidung zu dem Schluss, dass mich keiner lieb hat, dass die ganze große Welt überhaupt total gemein ist und ich das ärmste Hascherl unter der Sonne bin.

Wenn das nicht ausreicht, um in eine mittelschwere Depression zu verfallen, weiß ich auch nicht. Vor allem auch deswegen, weil ich in Sachen Angstbekämpfung mit Hilfe von Anne doch bereits so gute Erfolge zu verzeichnen hatte. Und jetzt? Ist jetzt alles wie weggeblasen? Ich werde umgehend einen neuen Termin mit ihr vereinbaren und mich über dieses Zwischentief beschweren. Sie soll sich gefälligst was einfallen lassen, so geht's ja nicht.

Das Gesicht, das mich wenig später im Badezimmer aus dem Spiegel anschaut, sieht leicht verwüstet aus. Blass ums Näschen, verquollene Augen und meine Frisur saß auch schon besser. Dieser Anblick verstärkt meinen Ersteindruck des Morgens, dass ich doch mit ziemlicher Sicherheit ein hoffnungsloser Fall bin. Bevor sich meine Gedankengänge völlig verselbständigen, gehe ich erst mal duschen. Danach etwas Schminke ins Gesicht, die Haare geföhnt – und ich warte darauf, dass dadurch zumindest ein kleiner Teil meiner Lebensgeister zu mir zurückkehrt. Keine Ahnung, wo diese Geister gerade sind, vielleicht machen die irgendwo Urlaub, jedenfalls müssen sie meilenweit entfernt sein, ich spüre rein gar nichts.

Und so plätschert der Tag ziemlich zäh dahin. Ich kann mich auf nichts konzentrieren, weil ich ständig nur am Grübeln bin und diese Übelkeit *sofort* weghaben will. Sie tut mir den Gefallen nur leider nicht, sondern bleibt hartnäckig an mir kleben. Wie krieg ich sie nur endlich los? Inzwischen ist es früher Abend und sie belagert mich weiterhin penetrant. He, geh nach Hause Übelkeit, hier ist jetzt wirklich Feierabend! Pah, darüber lacht sie nur.

Während ich tagsüber sehr verzweifelt war über den ungebetenen Gast, kriecht zu vorgerückter Stunde langsam mächtig Wut in mir hoch. Hier bin immer noch *ich* der Hausherr und wenn ich sage, alle Gäste gehen, dann wird das auch gemacht, basta. Da die Übelkeit sehr, sehr schlau und trickreich ist, muss ich mir aber wohl was anderes einfallen lassen, um sie loszuwerden. Ich schlage sie vermutlich einzig und allein mit überaus extremen Waffen: Ich lasse sie einfach sterben. Das ist die beste Idee überhaupt, und zum ersten Mal an diesem Tag schleichen sich ein paar positive Gefühle bei mir ein.

Für andere (also normale Menschen) hört sich das unter Umständen etwas drastisch an, aber was will man machen bei Belästigungen dieser Art. Und so greife ich kurz entschlossen zu außergewöhnlichen Mitteln, indem ich die »kranke Uli« endgültig eliminiere.

Ich stapfe wutentbrannt in mein Büro. Hündin Stumpi schaut mich ängstlich an und befürchtet das Schlimmste. »Aber Stumpilein, du hast doch nichts falsch gemacht, keine Bange. Ich muss nur kurz die kranke Uli ums Eck bringen, danach ist alles wieder gut«, tröste ich sie. Die Arme führt ein genauso angstgeplagtes Leben wie ich, wir verstehen uns daher zumeist ohne Worte. Sie begleitet mich vorsichtshalber, um sich höchstselbst davon zu überzeugen, dass wirklich alles in Ordnung ist – stumpimäßig in Ordnung. Ein kleiner Todeskampf mit der kranken Uli ist für sie weniger besorgniserregend. Viel mehr Sorgen würde sie sich machen, wenn ich klammheimlich durchs Dachfenster klettere, sie ihrem Schicksal überlasse und für immer verschwinde – einen lächerlichen Mord dagegen findet Stumpi total in Ordnung.

Hundekumpeline Fussel hat im Vergleich zu Stumpi und mir zwar keinerlei Einschränkungen irgendwelcher Art, entscheidet sich aber auch dafür, uns die Treppen hoch ins Obergeschoss zu folgen. He Leute, jetzt wird's hier aber ziemlich eng in meinem kleinen Büro. Schließlich brauche ich noch etwas Bewegungsfreiheit für mein Vorhaben. Da sie durch keinerlei Bestechungsversuche davon abzuhalten sind, mir bei meiner Tat Gesellschaft zu leisten, habe ich hiermit also zwei Zeugen für einen schrecklichen Mord.

Da ich ein sehr strukturierter Mensch bin, bereite ich alles detailliert vor. Handlungen im Affekt sind nicht meine Art. Zuerst hole ich meine vier Schatztruhen aus dem Regal. Sie sehen nicht aus wie Schatztruhen, sondern sind diese günstigen Plastikbehältnisse eines bekannten schwedischen Möbelhauses. Was sich allerdings darin befindet, habe ich seither als riesengroßen Schatz betitelt. Selbst Olaf habe ich unter Androhung von massiven Sanktionen verboten, hier auch nur einen winzigen Blick reinzuwerfen. Finger weg von meinem Schatz!

Ich mache die erste Kiste vorsichtig auf. Man muss schließlich schon etwas aufpassen, wenn man es mit einem wehrhaften Gegner wie dem meinigen zu tun hat. Wer weiß, was der sich für schlagkräftige Abwehrmechanismen ausgedacht hat. Ergeben wird er sich sicher nicht. Der erste Verteidigungsschlag sitzt perfekt. Ganz oben prangt nämlich ein Heftchen mit Tagebuchaufzeichnungen, die mich umgehend an eine besonders schlimme Zeit erinnern. Das musste ja so kommen. Ich schaue hilfesuchend meine Hunde an, aber die haben es sich inzwischen urgemütlich gemacht und schnarchen vor sich hin. Tolle

Helfer seid ihr, wirklich. Ich muss es wohl ohne weitere moralische Unterstützung schaffen. Ich greife kurzerhand in die Schublade hinter mir und hole eine Schere heraus. Eine sehr große Schere. Die ist ganz neu und entsprechend scharf. Nach einem kurzen letzten Blick auf meinen Feind ist er mit Hilfe meiner Tatwaffe im Nu außer Gefecht gesetzt.

Nachdem ich auf diese Art drei Hefte mit Tagebuchaufzeichnungen vernichtet habe, bilden sich Blasen an meinen Fingern. Dies veranlasst mich dazu, meine Technik zu ändern. Was brauche ich eine Schere, ich kann das doch auch aus eigener Kraft! Ich beginne, die Hefte zu zerreißen. Wie herrlich das doch ist, all das Leid und die Übelkeit samt Angst in tausend Stücke zu reißen. Nach 20 Minuten findet sich ein ansehnlicher Papierschnipsel-Berg vor mir, neben mir, hinter mir. Auch die Hunde schauen blöd aus der Wäsche. Fussel verlässt das Büro lieber mal. Stumpi dagegen bleibt weiterhin treu an meiner Seite. Sicher ist es ihr etwas unheimlich, ihr Frauchen im Schneidersitz auf dem Boden sitzen zu sehen, die im Akkord Papier zerrupft und dabei laut rumschreit: »Ja, stirb du kranke Uli«. Glücklicherweise hatte ich daran gedacht, das Dachfenster zu schließen, bevor ich meinen Mordgelüsten freien Lauf ließ. Die Nachbarn hätten sicher umgehend die Polizei alarmiert.

Der Todeskampf dauerte in Anbetracht des Umstandes, dass meine Schätze sehr umfangreich waren, sehr lange. Mir wurde heiß und ich bin total ins Schwitzen gekommen. Brauche also erst mal eine kleine Stärkung in Form von einem großen Schluck Wasser und einer Banane. Wie jetzt? Ich habe echt Hunger? Die Übelkeit ist weg? Ja, was denkst du denn, die »kranke Uli« liegt doch platt gemacht oder besser gesagt in Konfetti vor dir.

Während ich an meiner Banane mampfe, betrachte ich mein Werk etwas genauer. Aus vier Schatztruhen mit Inhalt ist eine Menge Papiermüll geworden. Die wirklichen Schätze und schönen Erinnerungen aus der Vergangenheit liegen in einem winzigen Häufchen neben mir. Beispielsweise meine ersten Kinokarten oder meine Pokale aus Fußballerzeiten. Kaum zu glauben, es gab auch schöne Zeiten im Leben von Uli. Lang, lang ist's her. Ich räume diese tollen Erinnerungsstücke vorsichtig zurück in eine der Kisten und habe nun drei übrig, die ich anderweitig mit Inhalt befüllen kann. Sehr praktisch, hier gibt's genug Kruscht, der seinen Platz sucht.

Jetzt muss nur noch der hochgiftige »Sondermüll« entsorgt werden, also der riesige Berg zerrissener Übelkeit-Angst-Uli. Am besten, ich stopfe das alles erst einmal in einen großen Sack, damit es von Fussel nicht im ganzen Haus verteilt wird. Sie fand es so allein außerhalb des Büros doch sehr langweilig und hat plötzlich entdeckt, dass man mit den Schnipseln klasse spielen kann, indem man ein paar davon stibitzt, im Maul durch die Gegend trägt und an diversen Stellen im Haus wieder ausspuckt. Oder wahlweise zerkaut und schluckt. Da ich unbedingt verhindern will, dass mein Hund an den Folgen der »alten, kranken, entsorgten Uli« elendig verendet, beeile ich mich, die Massen an »Konfetti« schnellstmöglich in den eiligst herbeigeholten Müllsack zu packen.

Fussel sieht ein, dass ich nur zu ihrem Wohl handle. Ich reiße ihr noch kurz die letzten Schnipselreste aus dem Maul und mache ihr den Vorschlag, dass sie mich und Schnipselsack doch einfach ins Wohnzimmer begleiten soll, um ihr dort zum Tausch ein wirklich schmackhaftes Leckerli anzubieten. Sie ist begeistert und folgt mir schwanzwedelnd die Treppen hinunter. Stumpi als zweite der vierbeinigen Fraktion besteht auf Gleichberechtigung und fordert mit bittenden Blicken ebenso einen schmackhaften Zwischensnack. O.k., zur Feier des Tages stimme ich zu. Bin inzwischen in feierlicher Laune und spendiere daher jedem Hund ein Rinderohr, was dankbar angenommen wird. Auch ich könnte einen weiteren Snack vertragen, die Banane hat mir nicht gereicht und eher noch ein leichtes Hungergefühl hinterlassen. Da ich den Geschmack meiner Hunde beim Thema Essen nicht teile, verzichte ich auf ein Rinderohr und mache mir lieber ein Käsebrot.

Ich lasse beim Essen den Sack mit der eliminierten »verhasst-kranken« Uli keine Minute aus den Augen. Ich traue der Sache noch nicht ganz. Ist sie wirklich tot?

Um in dieser Angelegenheit wirkliche Sicherheit zu erlangen, erwäge ich einen weiteren Schritt. Mir kam dies ganz plötzlich in den Sinn, da ich auf dem Sofa sitzend mit Käsebrot in der Hand einen direkten Blick auf unseren Kamin habe. Na klar, was für eine grandiose Idee: Ich jage den ganzen Mist komplett durch den Ofen. Dann ist die Übelkeits-Uli aber wirklich toter als tot und ein für allemal in Schutt und Asche gelegt.

Leider habe ich nicht damit gerechnet, wie langwierig und beschwerlich es werden wird, eine so große Menge im Kamin zu verbrennen. Ich werfe die ersten Schnipsel hinein, zünde sie an, mache die Klappe zu und warte. Dauert ziemlich lang, bis aus Uli Asche geworden ist. Danach folgt die nächste Ladung. Alles in allem benötigt es ungefähr zehn Brennvorgänge, bis der Sack leer ist. Die dadurch entstandene Wärme ist beachtlich, mir laufen beinahe die Schweißtropfen von der Stirn, und auch die Hunde, die ihre Ohren zwischenzeitlich längst verspeist haben, tippeln beständig hechelnd zur Wasserschüssel und haben Abkühlungsbedarf. So ist es eben, wenn man eine Verbrennungszeremonie im Hochsommer startet. Jahreszeitenbedingt Wärme von außen und zusätzlich noch ein kleines Feuerchen im Ofen, klasse. Außerdem stinkt es enorm. Kein Wunder, so faule, kranke Dinge gehen nicht geruchlos aus der Welt. Aber was sein muss, muss eben sein!

Die letzte Verbrennung ist abgeschlossen, sodass ich siegessicher die Kamintüre hochschiebe und mein Werk betrachte. Asche, nichts als Asche. Und was für eine Menge! Ich bin total beeindruckt und will dieses Erfolgserlebnis mit irgendjemand teilen. Mangels menschlicher Gesellschaft in diesen Minuten nehme ich eben mit den Hunden vorlieb und rufe sie zu mir. Sie kommen neugierig angewatschelt, verstehen aber überhaupt nicht, was ich ihnen sagen will. »Hey Leute, seht mal her: Ist das nicht ein riesiger Ascheberg? Ist es nicht toll, dass die kranke Uli jetzt tot ist? Von jetzt an werdet ihr also mit einer ganze neuen Frau Gassi gehen.« Sie können meiner Begeisterung nicht folgen und schauen mich fragend an. »Was will Frauchen uns nur sagen?«, fragen ihre verwunderten Augen. Selbst Stumpi, meine Seelenverwandte, versteht nur Bahnhof. Bleibt mir nur die Hoffnung, dass Olaf nach einem langen Arbeitstag endlich nach Hause kommt, damit ich wenigstens mit ihm meinen Erfolg stolz teilen kann.

Eine Stunde später ist es soweit. Mein Mann ist da. Kaum hat er den ersten Fuß in den Flur gesetzt, hechte ich zu ihm. Statt des gewohnten »hallo« samt Bussi erzähle ich in einem totalen Durcheinander von Mord, Verbrennung, Asche und dass die jetzt im Kamin liegt zum Abkühlen. »Uli, hast du irgendwelche Medikamente genommen?« »Aber nein, ich hab doch nur die kranke, alte Uli umgebracht, jetzt wird alles gut.« Stirnrunzelnd geht er zunächst in die Küche, um zu schauen, was ihm an Essbarem den knurrenden Magen füllen könnte. »Oh Entschuldigung, ich hatte keine Zeit zum Kochen heute Abend, musste doch die Uli verbrennen.« Ohne weitere Kommentare schmiert er sich ein Brot, holt Tomaten und Gurken herbei und setzt sich mit diesem spärlichen Mahl ins Wohnzimmer. Wie gut, dass mein Mann wirklich total anspruchslos ist, was Essen betrifft. Er isst einfach alles, was ich koche (ich habe viele Talente – Kochen gehört nicht dazu), mosert an nichts herum und begnügt sich auch durchaus mit der einfachen Nahrungsaufnahme wie kleinen Snacks, sollte ich aus wichtigen Gründen, wie am heutigen Tag keine warme Mahlzeit gezaubert haben.

Ich versuche mich zu bremsen und lasse ihn erst einmal essen. Weitere chaotische Wortschwalle wären vermutlich unangebracht. Daher zügele ich meine Ungeduld und nehme mir vor, ihm nachher alles ganz detailliert und in einem logischen Zusammenhang zu erklären. Was ich 15 Minuten später auch tue, doch sein Stirnrunzeln wird eher größer statt kleiner. Er beendet meinen Monolog mit den trefflich einfachen und knappen Worten eines Mannes: »Wenn's hilft …«

In der Nacht, kurz vor dem Einschlafen, kommt mir noch der Gedanke, dass ich noch ein neues Motto für mein Leben bräuchte: »Jeden Tag eine verrückte Tat.« Die Idee finde ich spitzenmäßig, und mir fallen grinsend und zufrieden die Äuglein zu.

Am nächsten Morgen allerdings kann ich es kaum fassen: Die Übelkeit klopft schon wieder an, dabei ist sie doch komplett verbrannt? Es wird wirklich Zeit für die Beisetzung. Diese plane ich im Lauf des Tages in allen

Einzelheiten (getreu nach meinem neuen Motto). Der erneut aufgetauchten Übelkeit begegne ich statt mit Verzweiflung zum ersten Mal mit Häme und motze sie an mit den Worten: »Wenn schon übel, dann richtig. Kotz doch endlich.« Den Gefallen tut mir die Übelkeit aber nicht, dabei denkt die Uli ansonsten den ganzen Tag an nichts anderes, als an Übelkeit und ans Kotzen. »Los, komm schon, kotz endlich – nicht immer nur groß Trara machen, und dann passiert nichts. Wo ist die Kotze? Nur raus damit.« Aber es passiert nichts. »Blöde Kuh, du, immer nur diesen Schrecken, und dann kommt bloß noch heiße Luft.«

Und so mache ich mich weiter an mein Tageswerk, dekoriere nebenbei unser Haus neu, miste aus und lasse quasi keinen Stein auf dem anderen – neues Leben, neue Umgebung. Nachmittags statte ich dem Gärtner einen Besuch ab. Ich muss ein dringendes Utensil für die Beisetzung besorgen. Die Verkäuferin fragt, ob sie mir helfen kann. Ich erzähle ihr vorsichtshalber nicht, aus welchem Grunde ich ein Pflänzchen suche, und antworte nur »Ich schau mich erst mal um.« Damit gibt sie sich zufrieden, und ich stehe vor der großen Entscheidung, welche Pflanze denn nun am besten zum Grab der bestatteten Uli-Übelkeits-Asche passen würde. Die schöne Hängeweide hier gefällt mir zwar ganz gut, kommt mir dann jedoch etwas arg übertrieben vor. Außerdem herrscht seit Tagen Trockenheit, der ausgetrocknete Boden ist steinhart, große Löcher für große Bäume sind da wohl kaum auszuheben, es sei denn, ich ordere einen Bagger.

Ich wähle schließlich ein kleines Lavendelbüschchen aus. Lavendel ist doch nett und passt zu dem Anlass, sieht zudem hübsch aus und riecht auch noch gut. Total zufrieden kehre ich samt meiner Grabpflanze nach Hause und kann es kaum fassen, dass ich mich trotz Übelkeit zum Gärtner gewagt habe.

Kaum daheim, braut sich ein ordentlicher Regenschauer zusammen. Na, umso besser, dann gräbt es sich später leichter. Doch zuerst müssen die Hunde raus. Also rein in meine Regenklamotten und mit den Chaoten über die nassen Wiesen stapfen. Sie finden es toll, ich weniger. Ich habe nämlich in der Eile die falschen Schuhe erwischt, und schon nach wenigen Metern Waten durch hohes Gras mittelgroße Seen in denselbigen. Voll eklig. Von unten nass, von oben nass, rundum nass.

Ich bin ziemlich geplättet, als ich zusammen mit meinen triefenden Kollegen nach Hause zurückkehre. Der Abend gestern hat Spuren hinterlassen, war ziemlich kräftezehrend. Dann den ganzen Tag die Übelkeit an den Hacken, beschwerlich durch den Regen latschen und eine anstrengende Beerdigung noch vor mir. Aber ich will das heute unbedingt zu Ende bringen. Meine Seele braucht das als krönenden Abschluss für ein neues Leben. Außerdem erinnere ich mich immer wieder an Annes Worte, dass man mit Symbolen, mit Aktionen usw. viel mehr erreicht als mit bloßem Gequatsche. Da ich fast immer alles mache, was sie mir sagt, möchte ich natürlich auch das in die Tat umsetzen. Sie weiß noch gar nichts von meiner radikalen Therapie. Ich werde es ihr gleich morgen brühwarm erzählen. Bei ihr kann ich im Gegensatz zu meinen vier- und zweibeinigen Familienmitgliedern mit extrem viel Lob rechnen. Sie wird stolz auf mich sein! Auf meine eigentlich angedachte Beschwerde kann ich dann ja getrost verzichten.

Obwohl ich nach dem Gassigang nun beinahe umfalle vor Erschöpfung, schaufle ich die inzwischen erkaltete Asche aus dem Kamin in einen Eimer. Der ist beinahe zu

Dreiviertel voll – unglaublich. Danach nehme ich meinen Lavendel in die andere Hand und marschiere in den Garten. Garten ist leicht übertrieben. Unser Garten besteht aus einer großen Terrasse und drum herum ein bisschen Dreck mit diversen einzelnen Bäumen. Auf weitere Bepflanzung haben wir verzichtet, da die vierbeinigen Herrschaften des Hauses am liebsten ihre Blasen an meinen liebevoll eingepflanzten Stauden entleeren, die infolgedessen bis auf ein paar ganz resistente alle das Zeitliche gesegnet haben. Viel Auswahl für mein Grab gibt es bei den paar Metern Drecklandschaft unter den Fliederbäumen daher nicht. Außerdem soll die Stelle so gewählt sein, dass ich sie beim ersten Blick aus der Terrassentür sofort erspähe. Schließlich möchte ich im Verlauf meines ab heute beginnenden neuen Lebens stets sofort anschaulich in Erinnerung behalten, dass die kranke Uli da auch wirklich begraben liegt.

Einen ordentlichen Spaten gibt unser Haushalt nicht her. Wir hatten zwar mal ein solches Exemplar, doch Olaf hat ihn kaputt gemacht. Einfach abgebrochen, das Ding. Ich versuche es darum mit einem Mini-Schäufelchen und muss schnell erkennen, dass ich damit niemals ein so großes Loch werde graben können, dass die ganze Asche da reinpasst. Trotz Regen ist der Boden nämlich nach wie vor steinhart. Ich wähle also das kleinere Übel und beschließe, dass nur ein kleiner Teil der Asche symbolisch darin beerdigt wird, der Rest kommt auf den Kompost. Soll er doch dort dann qualvoll und langsam von Würmern zerfressen werden, pah.

Gleich ist es geschafft. Ich kippe die Asche in das relativ kleine Löchlein, es staubt fürchterlich. Fussel nimmt an der Beisetzung teil, Stumpi dagegen hat kein Interesse. Danach bedecke ich alles säuberlich mit Erde und pflanze am Rande des Grabs den Lavendel. Ob dieser mit so viel kranker Asche um die Wurzeln herum überhaupt gedeihen wird? Meine letzten Worte am Grab waren: »Tut mir leid, dir das zu sagen, kranke Uli, aber es wird dich keiner vermissen.« Und jetzt schnell hinein ins Trockene, die dreckigen Schuhe ausziehen, noch einen Teller Nudeltopf essen, die schmerzenden Glieder ausstrecken, ausruhen und mich auf ein *neues* Leben freuen …

PS: Der Lavendel hat den Sommer leider nicht überlebt. Ob dies auf die Asche zurückzuführen ist oder doch auf die Tendenz von Fussel, an der Stelle seine Blase zu entleeren, wird wohl immer ein Geheimnis bleiben.

Und was sagt die Therapeutin dazu?

Der Nudeltopf ersetzt wohl den traditionellen Kaffee und den Hefezopf. Denn hier handelt es sich eindeutig um den Leichenschmaus! Die kranke Uli ist begraben, nach klaren Vorgehensweisen.

Uli lässt den Leser hier an einem Ritual teilnehmen. Ein Ritual ist eine oft feierliche Handlung mit einen hohen Symbolgehalt. Es gibt religiöse Rituale wie Hochzeiten, Taufen, Konfirmation, Kommunion, Weihnachten, Ostern, das Gebet usw. und weltliche Rituale wie das Wandern zum 1. Mai, das »Saufen« beim Vatertag, vorwiegend bei jungen kinderlosen »Vätern«, die Blumen zum Muttertag und auch die modernen Rituale wie Lichterketten bei Friedensdemos, oder auch der Tatort am Sonntag.

In Köln bieten Kneipen ein gemeinsames Tatortschauen an, mit dem »Mördertipp« der Gäste nach 15 Minuten. Als Belohnung für den Tippkönig erfolgt der Gratisschnaps.

Ein modernes Ritual heutzutage ist auch die zunehmende Tendenz bei jungen Brautpaaren, eine Hochzeitsfeier auszurichten, die ein kleines Vermögen kostet. Diese opulenten Feiern sollen wohl dem Schreckgespenst der Scheidung entgegenwirken, ganz nach dem Motto: Wer viel investiert hat, gibt nicht so schnell auf! In früheren Jahren reichte dafür als Abschreckung die Schande. Aber die Moralvorstellungen diesbezüglich haben sich eklatant verändert. Ich möchte hier noch ein amerikanisches Ritual erwähnen: den Quilt, der aus vielen Einzelelementen zusammengenäht ist, die die verschiedenen Lebensereignisse in Erinnerung rufen sollen. Ähnlich ist es mit Ulis Tagebüchern. Auch sie geben Lebensereignisse wider. Auffällig bei Ulis Tagebüchern war, dass sie mit Negativereignissen übersättigt waren. Davon wollte, ja musste Uli sich befreien, und zwar systematisch.

Sie hat sich für ihre »kranke« Uli zu einer Einäscherung und Beerdigung mit Leichenschmaus entschieden. Die eigentliche Vorbereitung dieses Rituals fand schon früher statt, Sie ahnen es bereits, in der Therapiestunde. Aber warum habe ich denn überhaupt ein Ritual bei Uli eingeleitet? Allgemein betrachtet, braucht jeder Mensch Rituale, denn sie vermögen Ordnung ins Chaos zu bringen, Sicherheit zu vermitteln und je nach Art ein Zusammengehörigkeitsgefühl herzustellen. Eine gesunde Portion »Ritual« verringert Angst, Stress und ein überhöhtes Erregungsniveau nachweislich und ist deshalb auch ideal geeignet für den Einsatz bei Klienten mit Angst- und Panikattacken. Die Ausübung eines Rituals hat Auswirkungen auf die Neurobiologie des Gehirns, wie Gehirnforscher bereits nachgewiesen haben. Sie steuert die Emotionen und entfaltet ihre

Wirkung. Bei Uli diente die mentale Vorbereitung in der Therapiestunde dazu, sie zu motivieren, zu aktivieren und zu ermutigen, sich ihrer Wut und damit ihrer zugrundeliegenden Trauer, Hilflosigkeit und Enttäuschung zu stellen. Als zweiten Schritt nahm sie dann in ihrem Zuhause die symbolträchtige Vernichtung, Einäscherung, Beerdigung, Grabgestaltung und den Leichenschmaus vor. Die Grab- und Blumenpflege werden von Fussel besorgt.

Zum guten Schluss und zur Abrundung des Rituals erfolgt die Bekräftigung, unter anderem auch durch mich als ihre Therapeutin. Na, denn mal Prost, oder wie sagt der Schwob für Nichtschwaben leicht derb: *»A scheee Leich wors!« *(Eine schöne Leiche wars!)*

6. Tatort Bahnhofskneipe

Verrückte Bilder, die aus dem Innern kommen

Ich muss sagen, es lebt sich wahnsinnig gut mit der um die Ecke gebrachten kranken Uli. Die ruht samt der Dauer-Übelkeit draußen vor dem Lavendel. O.k., ich gebe zu, manchmal erwacht sie schon noch von den Toten. Aber weitaus öfter schläft sie. Der beste Zeitpunkt also, um gemeinsam mit Anne auf große Mission zu gehen: Tatort Bahnhofskneipe. Es treffen sich drei Komplizen zur Lagebesprechung. Die da wären: Anne, Uli und Herr Müller. Ein wichtiges Treffen an einem eher – nennen wir es mal – ungewöhnlichen Ort. Wir fallen dort ein bisschen auf, denn eine solche Truppe hat sich hier sicher noch nie zusammengefunden. Eine Psycho-Therapeutin mittleren Alters, eine verrückte Frau und ein Lektor älteren Datums eines bekannten Verlags. Entschuldigen Sie vielmals diese Altersumschreibung, Herr Müller, aber was wahr ist, ist nun mal wahr. Doch was juckt uns das Alter, nett ist der Herr Müller allemal, und wir drei verstehen uns prächtig, was wir einhellig nach wenigen Minuten feststellen.

Anne war es selbstverständlich auch, die mich auf dieses Date nach besten therapeutisch wissenschaftlichen Erkenntnissen vorbereitet hat. Wir wissen ja schon eine ganze Weile, dass Tag X kommen und dieses Treffen stattfinden wird. Ich freue mich mindestens genauso lange darauf, aber die Angst halt. Was, wenn mich an dem Tag wieder mal ein Zipperlein plagt und ich demzufolge das

Haus nicht mehr verlassen kann. Oder wenn mir so schrecklich übel wird, dass … ihr wisst schon? Zwar liegt die Dauerübelkeit jetzt im Garten, aber eine gelegentliche sucht mich eben doch dann und wann heim. In einer Bahnhofskneipe wäre es unter Umständen nicht ungewöhnlich, wenn Leute durch die Gegend speien, das ist meiner Angst aber egal und dem bösen Piepmatz im Ohr sowieso. Der piept dauernd weiter: Uli, neee, das wird nix. Dir wird schlecht. Uli, neee, das schaffst du sowieso nicht. Uli, neee, bleib lieber daheim. Scheiß Vogel da. Dabei hatte ich ihn bei einer meiner Therapiesitzungen bei Anne neulich eigenhändig erwürgt und an die Wand geschmissen. Herrlich war das, kann ich euch sagen. So einem süßen kleinen Vögelchen, das einen unschuldig aus kleinen Äuglein anschaut und doch so gemein ist, mit voller Freude den Hals umdrehen. Nicht, dass jetzt der Gedanke aufkommt, ich wäre ein Schwerverbrecher. Erst morde ich die alte, kranke Uli, dann morde ich kleine Piepmätze. Böse Uli. Hab ich aber alles von meiner Therapeutin gelernt.

Vielleicht ist der Vogel wieder auferstanden. Er sitzt jedenfalls quietschlebendig in meinem Ohr und zwitschert Blödsinn. Oder es gibt mehrere von den Mistviechern, die ich noch nicht alle erwischt habe. Aber ich bin ja nicht doof (nur verrückt), daher trickse ich ihn einfach mit anderen Mitteln aus. Zunächst einmal höre ich ihm gar nicht mehr zu. Soll er doch reden. Geht mir zum einen Ohr rein, zum anderen wieder raus. Dann aber wähle ich die nächste Stufe des »Kampfes«: Ich erzähle mir selbst laut sprechend – also viel lauter als das leise Vogelstimmchen – nette Dinge wie: »Ich bin stark. Ich schaff alles. Ich kann alles. Ich bin frei von Angst. Bahnhofskneipe wird super.« Das ist vielleicht ne Unterhaltung: Gepiepse hier, laute Gegenstimme da. So geht das fortwährend. Ganz schön anstrengend. Aber wer sagt schon, dass Gesundwerden einfach ist …

Weitaus lustiger wird es, als ich unser Bahnhofskneipen-Vorhaben zusammen mit Anne in einer Hypnositzung angehe. Aus anstrengender Vogel-im-Ohr-Unterhaltung wird innerhalb kürzester Zeit eine Komödie à la Anne/Uli. Filmreif ist die allemal und aus Rücksicht auf Herrn Müller gebe ich unser Meisterwerk daher nur oberflächlich wieder. Der arme Mann denkt sonst ja, wir nehmen ihn nicht ernst und nur auf die Schippe. Alles Therapie, Herr Müller … Hypnotherapie bei Anne ist nämlich absolut genial und nicht zu vergleichen mit dem, was man sonst so über »Hypnose« denkt. Ich bin hellwach, nur sehr entspannt und meine Äuglein sind geschlossen. Ich habe die Gabe, dass mir rucki-zucki aus meinem Unterbewusstsein Bildchen geschickt werden, mit denen mich Anne kreativ und therapeutisch perfekt durchdacht durch die Reise begleitet. Was ich dabei also »sehe«, ist nicht erfunden, nicht ausgedacht, sondern kommt direkt aus meinem tiefsten Inneren. Und da wollen wir ja schließlich hin, weil sich das sonst gekonnt versteckt hinter allem möglichen unnützen Zeugs wie Übelkeit, Angst usw. Anne hat mich sogar schon mehrfach gelobt, dass sie noch nie einen Patienten hatte, der kreativ so bombastisch auf die Hypnotherapie reagiert wie ich. Danke, so ein Lob tut doch mal gut …

Da haben sich dann wohl zwei Meister gefunden – mit derselben Kreativität und vor allem demselben Humor. Ich habe noch nie so viel gelacht wie bei ihr. Bei der Hypnoreise in Sachen »Müller« allerdings konnten wir beide kaum mehr anhalten vor Lachanfällen. Was alles so in mir steckt, ist schon erstaunlich. Oder erschreckend? Nicht-Kennern der Hypnoszene sollte man davon nicht alles im Detail erzählen, die rufen sonst unter Umständen sofort 112 und bestellen die Männer mit den Jäckchen, die man nur hinten zubinden kann. Selbst mein Mann, der zwar kein Hypno-Kenner ist, jedoch äußerst guter Uli-Kenner mit sämtlichen wirren Gedanken und Gefühlen, die nahezu täglich ihren Ausdruck in seltsamen Begebenheiten finden, schaute mich einst entsetzt an, als ich ihm von einer meiner »verrückt-wunderbaren« Hypnoreisen erzählte. Ob er nun mehr dazu tendierte, dass ich ganz heftig einen an der Waffel habe oder eher meine Therapeutin, konnte ich seinem Gesichtsausdruck nicht ganz entnehmen. Bei seiner anschließenden Frage, ob ich »dafür« (damit meint er sicher meine Therapiesitzung) allen Ernstes Geld bezahle, kam mir allerdings die Befürchtung, dass er wohl eher Anne für nicht ganz zurechnungsfähig hielt. Bin ich froh, dass ich ihm meinen Albtraum mit ihr verschwiegen habe, sonst wär der Ofen jetzt vollends aus. Man sieht es Anne aber auf den ersten Blick auch wirklich nicht an, was in ihr steckt. Eine Dame von Welt irgendwie oder doch Oberschicht? Ich muss sie das unbedingt mal fragen. Die wahre Anne mit zutiefst rabenschwarzem Humor und so viel »Verrücktheit« kenne vielleicht doch nur ich ... Seit der Tanzeinlage sogar bis ins feinste Detail. Mit einer langweilig-spießigen Therapeutin, die noch langweiliger ihr Fachwissen mit erhobenem Zeigefingerle runterpredigt, könnte ich mal überhaupt nichts anfangen. Daher bin ich gottfroh, dass die Anne eben so ist, wie sie ist.

Aber nun zurück zur Müller-Hypnoreise. Anne und ich waren im Zirkus. Warum, das müsst ihr meine Seele fragen. Die hat das so bestimmt und mir in drei Millisekunden eben gleich dieses »Bild« geschickt. An dem Tag gab es im Zirkus nicht die üblichen Attraktionen wie Pferde, Trapezkünstler oder dergleichen. Sondern zwei Clowns traten auf, die nicht mal eine Verkleidung brauchten: Anne und ich. Unsere Darbietung war schon sehr außergewöhnlich und bezog das Publikum mit ein. Besser gesagt nur einen Zuschauer, der von ihnen auserkoren wurde, nach vorne zu kommen. Dreimal dürft ihr raten, wer das war: Herr Müller natürlich!

Da die Clownsdamen sehr »speziell« in ihrem Humor sind, war es die Zirkusnummer ebenso und unterschied sich von allem, was es in dieser Richtung bisher gegeben hat. Zu was braucht man eine rote Clownsnase, wenn man massenhaft Nutella und einen Herrn Müller zur Verfügung hat. Scheinbar fand mein Innerstes es total lustig, dass Anne und ich Herrn Müller mit Nutella ziemlich einsauten und die Nutella-Nummer ihre Krönung darin fand, dass wir selber am Ende auch völlig damit beschmiert waren. Die Zuschauermenge bebte und lachte, dass sich fast die Zeltwände bogen.

Auf eine genaue Analyse, warum, wieso, weshalb ausgerechnet diese Bilder in mir aufkamen, können wir alle getrost verzichten. Das ist überhaupt nicht wichtig. Solche verrückten und überzogenen Bilder helfen mir nur, dem Termin nicht mehr gelähmt vor Angst entgegen zu sehen. Sondern wenn ich nun daran denke, erfolgt automatisch die Verknüpfung mit dem von oben bis unten in Nutella-Look erstrahlendem Herrn Müller. Die Angst hat dann kaum mehr Raum, da ich bei diesen Gedanken schon wieder grinsen muss.

Beim Abschied nach besagter Therapiesitzung kam meine liebe Therapeutin noch auf die glorreiche Idee, zum Bahnhofskneipen-Termin dem Anlass entsprechend ein Glas Nutella mitzunehmen, nach der Begrüßung wortlos auf den Tisch zu stellen und Herrn Müllers erstaunten Gesichtsausdruck zu beobachten. Sollte ich nämlich trotz all meiner/unserer Angstbekämpfungs-Bemühungen immer noch leicht davon beseelt sein, wäre diese spätestens mit dem Nutella-Glas komplett eliminiert. So ein Ablenkungsmanöver funktioniert immer. Je verrückter, desto besser.

Und dann passiert das Unfassbare: Ich vergesse es – das Nutella-Glas. Ich hatte mich schon so gefreut auf Herrn Müllers Reaktion. Na gut, dann muss es auch ohne gehen.

Für die Parkplatzsuche am Bahnhof helfe ich mir mit einem Stoßgebet, dass einer der wenigen Plätze direkt an der Kneipe für mich frei ist. Aber braucht jemand für so etwas überhaupt Gottes Hilfe, wenn er doch ganz andere Tricks auf Lager hat? Ich habe Glück – der beste Platz ist frei, nur für mich! Kein Wunder, denn außer, dass es mir prächtig geht, der Kneipentermin klasse wird und ich mich pudelwohl fühle, habe ich mir auf der kurzen Fahrt zum Bahnhof selbst beständig ins Ohr geflüstert, dass ich den besten aller Parkplätze erwische. Angstfreundlich, also nah am Ziel – ohne langes Herumlatschen von Parkplatz bis Kneipe. Solche Erfolgserlebnisse braucht der Mensch, um zu sehen, dass es auch wirkt.

Nachdem ich das Auto verlassen, innerlich kurz gejubelt und die nächsten drei Autofahrer bedauert habe, die sich nur Sekunden später hier in der Hoffnung nach einer Parkmöglichkeit einreihen (tja, wohl die positiven Gedanken vergessen, was?), marschiere ich zielstrebig Richtung Kneipeneingang. Schaue mich um, checke die Lage und stelle fest: Hier drin stinkt es erbärmlich nach Rauch. Nächste Erkenntnis: Draußen gibt es auch Tische – rauchfrei mit Frischluftgarantie. Allerdings herrscht durch die beständig vorbeibrausenden Autos ein ohrenbetäubender Lärm wie bei der Formel 1 – außer dass die Autos hier bei uns wesentlich langsamer sind. Letzte Erkenntnis: Ich bin Erste des Trios. Keiner sonst da bis jetzt. Vielleicht ist es am besten, wenn ich mich hier auf den kleinen Mauervorsprung vor dem Eingang setze und auf die anderen Herrschaften warte. So kann mich Herr Müller nicht verfehlen, denn ich sitze extrem »verkehrsgünstig«. Alle Fußgänger, die aus welcher Richtung des Bahnhofs auch immer kommen, müssen an mir vorbei. Ich habe leider keinen Schimmer, wie Herr Müller aussieht. Wohl kaum so, wie er mir in meiner Hypnoreise bildlich erschien. Ich halte einfach Ausschau nach einem Herrn, der nicht mehr der Jüngste ist, vermutlich graues Haupthaar trägt (oder gar keins mehr?) und der ein Köfferchen mit sich führt. Denn Herr Müller kommt extra nur für mich mit der Bahn angereist. Welch eine Ehre! Eigentlich befindet er sich auf dem Weg zu einem Kongress nach Österreich und überlegte vor einigen Wochen bereits, dass es doch klasse wäre, wir könnten unser Treffen irgendwie damit verbinden. Im normalen Leben sitzt der gute Herr Müller nämlich sehr weit weg von mir und würde per Bahnreise nach Österreich zumindest so in etwa in meiner Nähe vorbeischrammen. Es mangelte ihm offensichtlich an ordentlichen Geografiekenntnissen des schwäbischen Umlands, und so musste ich ihn dann leider darüber aufklären, dass sein zuerst vorgeschlagener Treffpunkt schon arg weit weg ist. Zu weit für eine Angstpatienten – wenn auch nicht ganz so weit wie Müllers eigentliche Heimat. Das machte dem Herrn Müller aber überhaupt nichts aus, sondern er änderte einfach seine Route, plante einen Abstecher hierher nebst Übernachtung – alles für eine verrückte Frau mit Therapeuten-Anhang. Ich bin fassungslos über ein derartiges Engagement. Er scheint ja sehr überzeugt zu sein von meinen schriftstellerischen Fähigkeiten. Eine andere Erklärung gibt es für mich nicht. Diese meine Fähigkeiten lernte er übrigens viele Monate vor unserem Rendevouz kennen. Nicht lesend, sondern zunächst hörend. In einem regionalen Radio-Sender wurde ein fast halbstündiger Bericht über meine zweite Buchveröffentlichung gesendet. Die hat Herr Müller gehört, was ihn dazu veranlasste, sich das entsprechende Buch käuflich zu erwerben. Was ihn wiederum veranlasste, nach Lesen dessen eine Mail an mich zu verfassen. Die Mail war voll des Lobes und zusätzlich gespickt mit der Frage, ob ich mir ein gemeinsames Projekt vorstellen könnte. Unterzeichnet das Ganze mit Müller, Lektor des Verlags XY. Jaja, und morgen kommt der Weihnachtsmann. Wo gibt's denn so was, dass ein Verlag auf eine pupskleine unbekannte Autorin zukommt und sie um Zusammenarbeit bittet bzw. höflich anfragt? Nirgends, außer in einer Hollywood-Schnulze vielleicht. Üblicherweise laufen sich unbekannte Autoren die Hacken ab, senden ihre Manuskripte an zig Verlage quer durch Deutschland, um nach monatelangem Warten eine Absage nach der anderen zu kassieren – oder wahlweise überhaupt nichts mehr zu hören. Darauf hatte ich entschieden keine Lust, weswegen ich meine beiden Erstwerke im »Eigenverlag« mit Hilfe eines kompetenten Online-Anbieters veröffentlichte. Ich warte doch nicht, bis ich alt und grau bin. Nein, ich will es in den Händen halten (das Buch), stolz darauf blicken können, Herzklopfen bekommen und es verbreiten in der Welt. O.k., erst mal im schönen Deutschland halt. Um zu sehen, ob der Menschheit mein Geschreibsel überhaupt gefällt. Und so, wie es aussieht, tat es das ja. Selbst dem Herrn Müller.

Trotzdem hielt ich seine Mail für einen kleinen Witz und durchdachte die Möglichkeiten, wo sich die versteckte Kamera befinden könnte. Oder handelte es sich um einen Fake? Einen Stalker? Einen, der sich über mich lustig machte? Hatte Olaf sich eine fiktive Mailadresse angelegt, um mich zu veräppeln? All solche Gedanken schwirrten durch meinen Kopf, als ich die Mail beantwortete. Ich bin nahezu immer ein freundlicher Mensch, was sich niederschlug in einer ganz lieben, freundlichen Antwort. Man weiß ja nie. Das war mein Glück. Denn der Herr Müller ist wirklich echt. Als ich das kapierte, schlug mein Herz fast bis zum Hals, ich raste zu meinem Mann, um ihm davon zu berichten, dass er bald aufhören könnte zu arbeiten, da ich nun einen Bestseller landen werde. Anne rief ich zudem umgehend an und erklärte ihr dasselbe. Schließlich sollte sie Co-Autorin werden, also musste ich sie ebenfalls sogleich darüber informieren, wie ihr Leben weiter verlaufen würde: Autogrammstunden, Lesungen, roter Teppich usw. Ja, gut, man wird ja wohl noch ein bisschen rumspinnen dürfen.

Ah, was sehen meine Augen? Einen Herrn mit Koffer, das muss mein Herr sein, also Herr Müller. Ich gehe auf ihn zu, er hat mich vermutlich schon lang erkannt. Wir begrüßen uns herzlich und ich frage mich, wo Anne nur bleibt. Tztz, kein gutes Vorbild sind Sie, wenn Sie an unserem wichtigen Termin (also dem Startschuss zu unserem Bestseller) zu spät kommen. Aber so bleibt mir noch etwas Zeit, ein paar Worte mit Herrn Müller zu wechseln, meinem zukünftigen Lektor. Ich habe ihm noch gar nicht verraten, dass ich auch Lektor bin. Aber kein so ein »böser« wie er. Die Verlagslektoren haben nämlich den Ruf, die Autorentexte so zu »lektorieren«, dass vom Ursprung kaum mehr was übrig ist. Ob er das mit meinem wohl auch machen wird? Ich dagegen bin ein Werbelektor. Das sind wiederum Leute, die aus Werbetexten aller Art das Beste rausholen und diese toll aufpeppen. Ein lieber Lektor also. Ich oute mich aber lieber noch nicht, sondern zeige ihm erst mal meine beste Seite – meine humorvolle – und mache ein kleines Witzchen. Das bringt ein Grinsen auf Herrn Müllers Gesicht und wir schauen mal, wo wir Platz nehmen können. Nachdem wir diese kurze Unterhaltung bereits sehr lautstark führen mussten aufgrund des örtlichen Formel-1-Lärms, findet auch Herr Müller, es wäre weitaus besser, uns drinnen niederzulassen. Auf eine Gesprächsrunde am Tresen verzichten wir, wir gehen in ein Separee. Natürlich nicht in so eines, wie ihr jetzt denkt. Dieses hier ist ein kleiner Raum, umgeben von Fenstern, für die wenigen Nichtraucher, die sich in diese Lokalität sowieso kaum verlaufen. Weil es in der Kneipe momentan – wie soll es anders sein – keine Nichtraucher gibt, haben wir das Separee für uns allein, man kann sogar die Tür zumachen und damit zusätzlich den Tresenlärm aussperren. Die Bedienung dagegen ist echt nett, mustert uns aber etwas seltsam. Wir sind nicht wirklich repräsentativ für das sonstige hier anwesende Publikum. Herr Müller trägt einen Anzug. Das ist schon recht crazy hier. Ich dagegen bin recht unauffällig gekleidet und habe ja leider auch mein Nutella-Glas vergessen. Nur Anne, die macht das Ganze komplett, sie kommt in feinem Freizeitzwirn – ganz in Weiß. Herrlich sieht sie aus. Nur etwas unpassend eben für eine Bahnhofskneipe. Aber so weit kommt's noch, dass wir uns den Örtlichkeiten anpassen. Sollen die sich doch uns anpassen.

Wir verbringen zwei herrliche Stunden, und ich vergesse fast, dass ich Angst habe. Na so was. Ich kann doch kein Buch über Angst schreiben, wenn ich jetzt keine Angst mehr habe? Was soll da der Herr Müller denn von mir denken? Etwas ganz anderes vergesse ich jedoch während des ganzen Treffens nie: Wie er wohl aussieht in Feinripp und Nutella. Denn dass Herr Müller bei der Nutellaaktion im Zirkus nur eine Feinripp-Unterhose trug, habe ich bis jetzt wohlweislich verschwiegen. Ob er mich wohl immer noch mag, wenn er das liest?

Und was sagt die Therapeutin dazu?

Das wird er sicher Uli, mehr noch, er wird an keinem Nutellaglas vorbeikommen, ohne sich in Nutella beschmierter Feinrippunterhose zu sehen.

Bei dieser Geschichte fragt sich der Leser möglicherweise, wie es Uli in Sekundenschnelle schafft, diese lustigen Bilder von Herrn Müller in der Therapiesitzung so wirklichkeitsgetreu vor sich zu sehen? Ist sie in diesem Punkt ein Genie, ein Naturtalent, eine Verrückte? Oder kann der Fachmann es vielleicht sogar wissenschaftlich begründen, was sich in der vorbereitenden Sitzung abgespielt hat. Es ist wie mit vielen Dingen: Es greift alles ineinander. Mit Sicherheit ist Uli von Natur aus mit einer ausgeprägten Phantasie ausgestattet und ist bereit und in der Lage, ganz in eine Vorstellungswelt einzutauchen. Zusätzlich lässt sie sich schnell und intensiv auf Suggestionen ein, die ich ihr biete. Sie ist demnach hochsuggestibel. Nur etwa zehn

Prozent der Menschen zeichnen sich durch diesen hohen Grad an Suggestibilität aus.

Das ist ein Glücksfall, doch für die Hypnose reicht bereits ein mittleres Maß an Suggestibilität. Im Gegensatz zum Schriftsteller, der sich Geschichten ausdenkt, oder auch einfach ausleiht (von Lebenden oder Toten), entspringen die Bilder während einer Hypnosetherapiestunde dem Inneren, dem Unbewussten eines Klienten. Würde ich Uli am EEG (Elektroenzephalogramm), das die elektrischen Hirnströme misst, anschließen, könnten wir erkennen, dass die rechte Gehirnhälfte, die eher für die kreativen, intuitiven, bildhaften Informationsverarbeitungsprozesse zuständig ist, sehr aktiv ist. Die elektrischen Impulse für die linke Gehirnhälfte, die mehr für die sprachliche, rationale, analytische Informationsverarbeitung zuständig ist, sind reduziert. Übrigens ist diese Tatsache genau umgekehrt während einer Gesprächstherapie. An dieser Stelle muss ich allerdings hinzufügen, dass neuere Forschungen auf dem Gebiet eher davon ausgehen, dass beide Gehirnhälften unterschiedliche Informationsverarbeitungsmethoden widerspiegeln.

Doch nun zum Unbewussten. Die Existenz des Unbewussten ist keine Glaubenssache, auch wenn Zweifler es an dieser Stelle anmerken möchten. Forschungen belegen, dass über 80 Prozent unseres Verhaltens unbewusst sind. Erinnern Sie sich nur an die Art, wie Sie Auto fahren, nehmen wir beispielsweise das Runterschalten an der Ampel während Sie telefonieren und sich gleichzeitig hoffentlich auf den Verkehr konzentrieren. Sie stimmen sicherlich mit mir überein, dass Sie dem keine bewusste Aufmerksamkeit schenken. Und auch wenn Sie jetzt, während Sie das lesen, vielleicht nachdenklich die Stirn kräuseln, geschieht dies unbewusst. Genauso unbewusst liefert das Innenleben Ulis während einer »Hypnoreise« Bilder, die in Bezug stehen zu Dingen, die sie beschäftigen. In dem Falle hat Ulis rechte Gehirnhälfte (vereinfacht gesagt) die Lösung ihres Dilemmas mit Lektor, Bahnhofskneipe und Vertragsgespräch geliefert: Einen Ausflug in den Zirkus (ist ja auch ein Zirkus, das alles!) und die Autoritätsperson der »Lächerlichkeit« preisgegeben. Und wieder ist der Stresspegel erfolgreich reduziert, und das sogar mit Langzeiteffekt. Denn wer über eine angstbesetzte Situation einmal herzhaft gelacht hat und sie sich, was noch intensiver und wirkungsvoller ist, mit all seinen Sinnen vorgestellt hat, der hat den gordischen Angstknoten gelöst. Diese Situation verursacht auch in Zukunft kaum noch Angst. Nicht ohne Grund hat Uli ihr Nutellaglas beim Treffen völlig vergessen! Manch ein Leser mag sich an den wohlgemeinten Rat vor einer Prüfung erinnern: Stell' Dir den Prüfer einfach mal nackt vor! Da hatte unser Herr Müller die harmlosere und individuellere Uli-Variante erwischt.

7. Tollwut oder Blutvergiftung?

Raus aus der Opferrolle

»Olaf, du musst sofort nach Hause kommen. Hier gibt es drei Schwerverletzte!« Dieser Anruf ereilt meinen Mann an einem Spätsommerabend gegen 21.30 Uhr. Es ist bereits stockdunkel, aber trotz des nahenden Herbstes noch sehr mild. Ich bin total verzweifelt. Gerade jetzt, da mein zukünftiger Bestseller mit Müller und Anne so gut wie unter Dach und Fach ist, werde ich Opfer eines schrecklichen Unfalls. Wo ist in solchen Momenten mein Gatte? Nicht zu Hause, das ist ja mal wieder klar. Anstatt einen schönen Abend mit seiner Gattin in trauter Zweisamkeit zu verbringen, macht er das, was er zu meinem Leidwesen rund um die Uhr tut: arbeiten – selbst zu dieser späten Stunde. Der Gute hätte mal was Gescheites lernen sollen. Dann käme ich als Ehefrau endlich in den Genuss dessen, was mir von Rechts wegen durch Unterschrift und nach Abgabe meines Ehegelübdes eigentlich zusteht: einen Mann. Aber nein, ich verbringe dank falscher Berufswahl meines Gatten 99 Prozent meiner Abende ohne ihn, dafür mit den hauseigenen Vierbeinern, die mich zeitweise an den Rand eines Nervenzusammenbruchs bringen. Schlimmer wie kleine Kinder! Der zweite Erziehungsberechtigte dieser unserer felligen Kinder ist aus oben genannten Gründen selten zugegen, sodass er die meisten Abenteuer nie hautnah miterleben kann. Schade eigentlich, er verpasst hier wirklich enorm viel. An diesem Abend bin ich eher weit weg von einem Nervenzusammenbruch, aber ganz nah dran an einer Attacke. Einer Panikattacke. Und zudem haarscharf vorbeigeschrammt an meinem vorzeitigen Ableben. Weitere zwei Lebewesen schweben ebenso in größter Gefahr. Das sollte Grund genug sein, Olaf davon zu überzeugen, seine Arbeit just in dieser Sekunde zu beenden, das Martinshorn aufs Dach zu setzen und mit Vollgas ins häusliche Nest zu eilen. Mangels Martinshorn will er erst einmal wissen, was denn los ist. Arg besorgt hört er sich noch nicht an. Er kennt meinen Hang zu Übertreibungen, wenn es um mein körperliches Wohl geht. ICH finde nicht, dass ich da jemals übertreibe, das behauptet immer nur ER!

»Meine Hand, meine arme Hand, ich glaube, sie muss amputiert werden – und Stumpi ist schuld!« Eine Äußerung von mir, die eine ungeheure Dringlichkeit hervor hebt. Finde ich. Er will erst noch Einzelheiten erfahren. »Ich hatte einen Zusammenstoß mit einem Igel, jetzt fault mir die halbe Hand ab, ehrlich Olaf!«

Olaf schweigt zunächst. Diese Pause kommt mir unendlich lange vor und ich schaue währenddessen immer wieder auf meine Hand, ob der Faulprozess schon eingesetzt hat. Ohne Panik im Nacken und mit wesentlich mehr logischen Ansätzen im Gehirn wäre mir bestimmt aufgefallen, dass diese Aussage für Nichtbeteiligte schwer zu verstehen ist. Daher hat auch Olaf große Probleme, dem Gesagten zu folgen. »Zusammenstoß mit einem Igel. Wie geht so was? Ist der Igel geflogen oder ist sie im Garten auf allen Vieren gekrochen und hat die rote Ampel übersehen?« So ähnlich muss es in seinem Kopf vorgegangen sein. Ich merke trotz Panik, dass es dringend näherer Erklärungen bedarf, wenn ich hier nun nicht sterben, sondern ihn von seinem unbedingt notwendigen Rettungseinsatz zu Hause überzeugen will. Daher atme ich einmal tief durch, sortiere meine Gedanken, versuche eine gewisse Logik hinein zu bekommen und erzähle ihm die Geschichte so, dass er die richtige Entscheidung treffen kann. Die Entscheidung zur Rettung seiner Frau.

»Also Olaf, es war so. Stumpi musste noch mal Pipi. Ich habe sie gefragt, ob sie kurz in den Garten möchte, was sie eindeutig bejahte. Fussel musste dann plötzlich auch Pipi, jedenfalls standen beide einmütig in Reih und Glied vor der Terrassentür.« »Ja weiter, komm doch mal zum Kern der Sache«, entgegnet Olaf. Er wird ungeduldig. Meine Güte, eine so schwer wiegende Angelegenheit kann man nicht in einem Satz zusammenfassen!

Plötzlich gibt es lautes Gebell, beide rasen wie die Irren von link nach rechts, von vorne nach hinten. Ich sehe rein gar nichts. In unserem Mini-Pseudo-Garten gibt's ja leider kein Licht. Also rase ich in Socken raus, stehe mitten auf den Terrassenplatten und versuche auszumachen, wer nun wohin rast und warum. Zunächst vermute ich Nachbars Katzen, die mal wieder nicht um Erlaubnis gefragt haben, ob sie unser Reich betreten dürfen. Die Hunde kennen da kein Pardon. Ohne Erlaubnis geht mal gar nichts! Da Nachbars Katzen sehr beweglich, jung und sportlich sind, können sie sich in einem solchen Fall jedoch innerhalb von zwei Sekunden über den Zaun springend vom Acker machen und weg sind sie. Da die Querbeet-Hunderennerei nun aber bereits mindestens zehn Sekunden anhält, schließe ich die ungeliebten Katzen vom Nachbarn als Grund aus. Was meine Vierbeiner tatsächlich gejagt haben, fühle ich weitere vier Sekunden später in meiner linken Hand, als Stumpi in einem Affenzahn vom Gebüsch herausspurtet, ein rundes, stacheliges Wesen in Fußballgröße im Maul hält und versehentlich genau in meine Hand rammt. Wer damit die weiteren zwei Opfer dieses Massakers sind, muss ich jetzt wohl nicht mehr erklären. Oder?

Plumps, der Igel fällt zu Boden. Ich vermute jedenfalls, dass es ein Igel ist, denn die Schmerzen in meiner Hand fühlen sich ganz nach Stacheln an. Ich sehe ja leider immer noch nichts. Die Größe des herunterplumpsenden Etwas könnte auch in etwa hinkommen. Es grenzt an ein Wunder, dass meine Überlebensmechanismen trotzdem noch funktionieren. Und das auch noch in Sekundenschnelle. Uli, the fighter gegen Hund und Igel, arbeitet sich schwer verletzt ruck-zuck einen Notfallplan aus. Der besagt:

Punkt 1: Die Hunde aus dem Garten in die Wohnung scheuchen. Der Widerstand der Vierbeiner, sich meinem Wunsch zu beugen, währt nur kurz – meine Stimme und Gesten sind eindeutig. Sie trotten davon. Garten gesichert, Igel gesichert.

Punkt 2: Wunden inspizieren und versorgen. *Meine Wunden*! Also die abfaulende Hand. Instinktiv kippe ich einen halben Liter Wunddesinfektion darüber. Gut gemacht.

Punkt 3: Nach dem zweiten Schwerverletzten schauen: Stumpi. Sie hat sich sehr bedröppelt in ihren Hundekorb zurückgezogen. Einen fußballgroßen Igel im Maul zu halten, dann noch mit Frauchens Hand zusammenstoßen, macht nicht nur bei Frauchen Schmerzen, sondern auch im eigenen Maul. Da ich allerdings meine Wunden für schwerwiegender halte und zudem sehr wütend auf sie bin, zeige ich ihr lediglich die kalte Schulter und wünsche ihr, dass sie nun hoffentlich richtig fett Aua hat. Blödes Mistvieh, pah.

Punkt 4: Olaf anrufen: »Olaf wie lange brauchst du denn nun nach Hause? Bitte, komm doch endlich! Ich kann nicht gleichzeitig wegen abfaulender Hand sterben und dann noch weitere zwei Schwerverletzte versorgen.«

Olaf meint, er wäre in 5 Minuten da. Das ist doch mal ein Wort. Hoffentlich hat er einen Schüssel dabei. Falls ich im Sterben liege, kann ich ihm ja kaum die Tür öffnen. Immer noch keine große Sorge in seiner Stimme zu erkennen. Ich höre vielmehr ein Glucksen. Der lacht mich jetzt doch nicht etwa aus?

Nachdem ich nun alle wichtigen Dinge für mein Überleben gesichert habe, wird mir dann doch sehr übel. Schock lass nach. Ich setze mich daher vorsichtshalber aufs Sofa und greife nach meiner Wasserflasche. Komisch, ich sehe an meiner Hand gar kein Blut? Keine offenen Wunden? Während ich meinen Kreislauf mit einem Schluck Wasser stabilisiere, kommt mir der Gedanke, dass eine Panik unter Umständen doch unnötig ist. Ich wäge sehr genau ab, ob ich meine Panik wirklich freiwillig gehen lassen soll. Schließlich bin ich es so gewohnt, dass sie da ist. Ob nötig oder unnötig. Ich krame aus dem hintersten Stübchen meine medizinischen Grundkenntnisse hervor. Bis jetzt ist kein Blut zu sehen, und die Hand scheint trotz extremer Schmerzen gut durchblutet. Keine Anzeichen von Abfaulen (auch wenn es sich echt so anfühlt!). Dies spricht dafür, dass ich weiterhin mit zwei Händen durchs Leben gehen werde. Aber da wäre ja noch die Tollwut. Bestimmt habe ich jetzt Tollwut. Genau, das wird es sein. Panik, komm doch bitte noch mal kurz. Um diese Theorie abschließend zu prüfen, bewaffne ich mich mit einer Taschenlampe. Mein Kreislauf ist auch wieder zugegen, sodass ich mich ohne fremde Hilfe in der Lage fühle, nach dem dritten Schwerverletzten zu schauen. Der nach wie vor auf unserer Terrasse liegt. Zunächst schaue ich mir das wehrlose Opfer aus drei Metern Entfernung an. Herrje, was macht der denn für Geräusche? Der prustet ja wie ein Lungenkranker. Sind das Symptome einer Tollwut? Ich nähere mich vorsichtig Schritt für Schritt. Man weiß ja nie, ob Igel nicht doch fliegen können und der mich vor lauter Angst noch anspringt, angreift oder was auch immer. Das Prusten und Pfeifen wird lauter. Sein Körperchen sieht aus wie ein Blasebalg, aus dem beständig Luft ein- und ausgelassen wird. Nachdem ich mich davon überzeugen konnte, dass weit und breit kein Schaum zu sehen ist, der Igel auch recht zurechnungsfähig statt tollwütig aussieht, verwerfe ich den Gedanken, dass ich statt verrückt nun auch noch tollwütig werde. Ich stupse ihn leicht mit der Taschenlampe an, da schreit der fast. Ich schwöre es euch, er hat geschrien. Auf Igelart eben. Ich erschrecke zu Tode, renne schnell zurück ins Wohnzimmer und wähle erneut Olafs Nummer. Wo bleibt der denn aber auch?

»Olaf, Tollwut ist es nicht. Aber der Igel stirbt gerade in unserem Garten. Stumpi ist ein Mörder. Der arme Igel!« Und schon habe ich wieder aufgelegt. Ich bin ein großer Tierfreund, sterbende Igel in meinem Garten kann ich da nicht ertragen. Ich kann ihm aber derzeit leider nicht beistehen, ich fühle schon wieder eine kleine Kreislaufschwäche. Olaf muss es richten. Er muss erst mich, dann ihn retten. Ach, er muss einfach alle retten. Er schafft das!

Endlich höre ich einen Schlüssel im Türschloss. Der Retter naht. Seine ersten Worte: »Wie geht's Stumpi?« Jetzt bin ich aber beleidigt. Ich verweise tränenreich auf meine schwere Verletzung. Beteuere lautstark, dass man kaum etwas sehen kann, aber dass die Verletzung sich wohl eher innerlich abspielt. Dass ich eine Tollwut ausschließe, eine drohende Blutvergiftung dagegen für sehr wahrscheinlich halte. Er spricht immer noch nicht mit mir. Geht erst mal in aller Seelenruhe auf die Toilette, kleines Pipi machen und fängt eine Unterhaltung mit Stumpi an. »Stumpi, hast du mit einem Igel gespielt? Was macht das Schnäuzchen jetzt nach so einem Spiel? Tut's weh?«

Mit einem Igel gespielt ist gut. »Olaf, dieser Hund ist ein Igelmörder. Der Igel liegt draußen, er atmet schwer, er schreit nach Hilfe, er prustet und röchelt ganz laut. Er stirbt gerade – in unserem Garten!« Olaf schnappt sich die bereit liegende Taschenlampe und schreitet zur Tat. Dass er sich bis zu dieser Minute immer noch nicht nach meinem Wohl erkundigt hat und meine Hand anschauen wollte, verzeihe ich ihm nicht. Über diesen Groll vergesse ich beinahe, dass ich noch Panik haben sollte. »Wo ist denn der Igel?«, fragt er mich aus dem Garten. »Na, direkt vor dir auf den Terrassenplatten!« »Da ist kein Igel«, sagt Olaf. Will der mich veräppeln? Ich erwache aus Groll und Panik und sehe selbst nach. Kein Igel in Sicht. »Olaf, vor drei Minuten lag da ein sterbender Igel.« »So entsetzlich arg sterbend scheint er nicht gewesen zu sein«, argumentiert Olaf. Wohl eher putzmunter, die Beine unter die Arme genommen und das Weite gesucht. Er meint, dann wäre jetzt ja alles gut und er könne endlich den Feierabend genießen. »*Nein*«, schreie ich. »Du untersuchst jetzt zuerst mit der Taschenlampe jeden Zentimeter hier im Garten. Vielleicht stirbt er ja unter dem Busch? Oder vor dem Komposter? Ich will keinen sterbenden Igel in meinem Garten haben!« Da er mir eine Freude machen will, sucht er überaus gründlich unseren Garten ab. Außer einem Hundehaufen war nichts Besorgniserregendes zu entdecken. Keine lebendigen und auch keine sterbenden Igel. »Wir lassen jetzt noch mal die Hunde raus, dann wissen wir, ob der Igel wirklich weg ist.« Dieser Mann hat wahrlich Nerven.

Nachdem auch die Hundenasen keine weiteren Igel im Garten mehr aufgefunden hatten, damit mit 120-prozentiger Sicherheit gesagt werden kann, dass unser Garten in dieser Minute absolut igelfrei ist, marschieren wir im Entenmarsch zurück ins Wohnzimmer. Jetzt werde ich sogar schon von Igeln veräppelt. Unglaublich. Der macht einen auf sterbenden Igel und lacht sich dabei womöglich ins Fäustchen.

»Olaf, wir müssen jetzt aber wirklich noch mal auf meine Hand zurückkommen.« So ganz ist das Thema für mich noch nicht abgehakt. Ich bitte ihn, zu schauen, ob er etwas sieht. »Was soll ich denn wo sehen?« »Na, den roten Strich an meinem Arm. Bei einer Blutvergiftung bekommt man doch einen roten Strich, oder? Ich sehe keinen, bin aber nicht ganz sicher. Schau doch bitte mal.« Olaf antwortet, er sehe keinen roten Strich am Arm, sondern einen erheblich großen Piepvogel in meinem Kopf (auch das noch, jetzt hat Olaf doch glatt meinen Piepmatz im Ohr entdeckt!). Ich solle mal wieder runterkommen und ihm lieber sagen, was es noch Essbares im Haus gibt. »Heute mal keine Schnitzel, aber Reis mit Zucchini in Sahnesoße.« So, jetzt hab ichs ihm aber gegeben. Er hasst Reis, er hasst Zucchini und helle Soßen mit fetter Sahnesoße gehören auch nicht zu seinen Leibspeisen. Wer so böse ist, muss bestraft werden. Wenn auch nur kurzzeitig. Denn beim Betreten der Küche sieht er sogleich, dass ich geflunkert habe. »Strafe muss sein Olaf, das siehst du hoffentlich ein.«

Inzwischen bin ich so erschöpft von dem schweren Igelunfall, dass ich mich ins Bettchen verabschiede. Ich frage nebenbei noch, ob es ihm eventuell möglich wäre, heute Nacht aufzubleiben, um meinen Arm zu beobachten. Wegen dem roten Strich. Denn wenn ich schlafe, dann merke ich doch gar nicht, dass ich an der Blutvergiftung sterbe. »Jetzt wird es wirklich Zeit, dass du einen Abgang machst«, meint er – allerdings nicht ohne ein leichtes Grinsen im Mundwinkel.

Ich fasse es nicht. Ich habe die Nacht überlebt. Es scheint tatsächlich so, denn ich fühle mich sehr lebendig an. Noch ziemlich müde zwar, aber lebendig. Olaf ist schon aufgestanden und kommt genau in dem Moment von der Dusche zurück, als ich meine ersten drei Blinzler dieses Tages mache. Ich kann noch nicht ganz gut aus den Augen schauen, dazu sind die noch zu verknittert. Ich kann aber schon recht gut sprechen. »Olaf, guten Morgen. Fällt dir was auf?« Wir zwei verstehen uns halt doch blind. Ich merke das an seiner Antwort: »Aber klar fällt mir was auf. Du lebst tatsächlich noch.« Wie schön, wenn man in seiner Ehe einen solchen Einklang mit seinem Mann verspürt ... Auch wenn der Ehemann fortwährend zu wichtigen Angelegenheiten aushäusig verweilt.

Und was sagt die Therapeutin dazu?

Ja, die Angst lauert überall. Angst ist eines der stärksten Gefühle. Wer je schon einmal so richtig Angst gehabt hat, weiß davon ein Lied zu singen. Angstklienten würden gerne auf dieses Lied verzichten, denn sie haben ein erhöhtes Bedürfnis, oder soll ich sagen, einen inneren Zwang, dieses »Lied« immer wieder anzustimmen. Die Situationen sind unterschiedlich und für andere oft unverständlich. Je reichhaltiger wir unser Leben gestalten, desto mehr Grund haben wir, Angst zu entwickeln, denn es gibt vieles zu verlieren. Einen tollen Arbeitsplatz, Familie, Freunde, die Gesundheit, die Autonomie, unser Haustier usw. Ulis Angst ist hier klar weiträumig umgrenzt: In diesem Kapitel beschreibt sie ihre Angst vor Krankheit bis hin zur Todesangst (Blutvergiftung), ihre Angst davor, dass ihr Hund sich verletzt haben könnte, dass ein Igel in ihrem Garten stirbt usw. Ulis Stärke, ihre Phantasie, schlägt ihr hier ein Schnippchen, denn sie kann sich alles horrormäßig ausmalen und vorstellen.

Unbegreiflich finden Sie? Nun, dann schließen Sie doch einmal kurz die Augen und stellen sich jetzt doch einmal vor, dass Sie morgen einen furchtbaren Brandunfall erleiden werden. Stellen Sie es sich mit all Ihren Sinnen vor. Versuchen Sie es zu sehen, zu riechen, zu hören, zu schmecken und zu fühlen. Wenn Sie mutig genug waren, sich darauf einzulassen: Spüren Sie die Angst in sich hoch kriechen? Diese kleine Übung soll Ihnen nur nahebringen, wie Angstklienten leiden, die Ursache ist dabei unerheblich, Angst fühlt sich immer gleich unerträglich an. Ich möchte damit nicht Ihr Mitleid wecken, nein, Mitleid schwächt den Menschen. Mein Ziel ist es, Ihr Mitgefühl zu aktivieren. Angstklienten, die fachmännische Hilfe aufsuchen, verdienen Respekt. Sie haben sich bereits aus ihrer »Opferrolle« herausgeschält, weil die Angst sie nicht mehr lähmen kann. Sie übernehmen Verantwortung für sich, und positive Gefühle wie Lebensfreude oder Leichtigkeit sind die Motivation für ihren Veränderungswunsch. Dafür investieren sie Zeit, Mut und nicht zuletzt Geld (wenn es nicht ihre Krankenkasse übernimmt), um sich zu entwickeln.

Doch bevor manche Klienten sich professionelle Unterstützung holen, oder auch während der Therapie, suchen sie nicht selten Unterstützung bei ihren Nächsten. Meist in puncto Vermeidung: Uli möchte hier die Verantwortung für alles auf ihren Mann übertragen, Olaf soll ihr Retter sein. Ein Retter ohne Opfer: undenkbar! Um aus der Opferhaltung auszusteigen, bedarf es immer wieder Mut, Überwindung und nicht zuletzt die Bereitschaft, Eigenverantwortung zu übernehmen.

In Ulis Geschichte nimmt es Olaf gelassen. Und so hart es auch für Uli klingen mag, eine größere Unterstützung zur Bewältigung ihres Problems kann er ihr nicht geben. Untersuchungen haben gezeigt, dass eine Aufmerksamkeitszuwendung bei chronisch kranken Menschen die Wahrscheinlichkeit erhöht, dass das Symptom beibehalten wird. Ich gehe soweit, es auf psychische Auffälligkeiten, wie es bei Angstklienten der Fall ist, auszuweiten. Ich hoffe, dass nur die wenigsten Angstklienten an dieser Stelle das Buch entrüstet in die Ecke knallen. Und wenn sie es tun, es nur kurzfristig sein wird. Und ja, seid mutig, lasst es Eure Angehörigen lesen! Und Uli, nein, Olaf war noch nie bei mir!

8. Zwei Mädels auf Mission in Stuttgart

Boah, dieses Hirn aber auch ...

Ich mag meine Freundin Angie wirklich sehr. In just diesem Moment überlege ich trotzdem, ob ich sie eventuell erwürgen soll. Da sie allerdings gerade damit beschäftigt ist, ein Auto zu lenken, in dem ich als Beifahrerin sitze, verwerfe ich den Gedanken sofort wieder. Alternativ käme noch in Frage (da weniger drastisch), sie mit bittend-leidenden Blicken darauf aufmerksam zu machen, dass es nicht vorteilhaft ist, was sie mir da eben erzählt. Ganz und gar nicht vorteilhaft. Und sie deswegen besser das Thema wechselt, bevor ihre Freundin und Beifahrerin und Angstpatientin mit aktuell mittelgroßem Panikanfällchen die Notbremse ziehen muss, um panisch nach Hause zurückzukehren. Arg weit sind wir noch nicht gekommen (zwei Kilometer vielleicht?) und ich halte bereits Ausschau nach einer Notbremse. Im Auto finde ich keine, obwohl das ein tolles Auto ist mit allem Schnickschnack. Also bleibt mir nichts anderes übrig, als bei Angie die Notbremse zu ziehen. Es müsste ihr inzwischen aufgefallen sein, dass mein Blick von bittend in Richtung verzerrt verrutscht ist. »Ach, Uli, soll ich etwa aufhören zu erzählen, wie mein letzter Zahnarztbesuch verlaufen ist? Du, nachdem ich zweimal in Ohnmacht gefallen bin bei seinem Versuch, mir zwei Zähne zu ziehen, hat er mich glatt unverrichteter Taten wieder heimgeschickt.« Sie kichert dabei, als ob das für mich (ich wiederhole, ich bin Angstpatientin, was auch Angie hinreichend bekannt ist) genauso unterhaltsam wäre wie für sie. Angie findet das lustig, aber sie hat ja auch keine Angst. »Ohnmacht«, »Zahnarzt«, diese beiden Begriffe gehören nicht gerade zu meinen Lieblingswörtern. Ich muss ihr aber zugute halten, dass sie mich damit ablenken will. Sie stellt sich leider etwas unbeholfen an, da sie über noch recht wenig Erfahrung im Umgang mit panischen Ulis verfügt. Bisher war ich in ihrer Gegenwart stets relativ angstfrei. Woher soll die Arme es dann auch wissen? Aller Anfang ist schwer und ich bin mir sicher, mit etwas Übung wird das noch. Seit unserer Abfahrt bemerke ich lauthals jammernd beinahe minütlich, dass mir vor lauter Angst ganz schlecht sei. Was Angie wiederum veranlasst, mich mit ihren lustig gemeinten Zahnarztepisoden aufheitern zu wollen. Ganz auf dem falschen Weg ist sie damit ja nicht, Ablenkung ist im Falle von Angst immer gut. Aber doch bitte nicht zahnärztliche Ablenkung. Angie ist sehr schlau, sie hat nach vier Minuten des Erzählens bereits gemerkt, dass meine Gesichtszüge entgleisen. Sie wechselt daher völlig abrupt das Thema, schaut durch das Fenster und bemerkt irgendeinen Schwachsinn zu den Bäumen rechts von uns. »Jaja, Angie. Die Bäume sind toll«, antworte ich.

Nach diesem weiteren kläglichen Versuch der Ablenkung kommen wir zufällig auf unsere Männer zu sprechen. Endlich! Endlich haben wir ein Thema gefunden, das wirklich und wahrhaftig sogar eine Angstpatientin phantastisch ablenken kann. In null Komma nix habe ich meine Angst vergessen, wir erzählen uns gegenseitig von den typischen Eigenarten unserer Männer und lachen uns dabei fast scheckig. Ich stelle Vermutungen über etwaige verwandtschaftliche Verhältnisse in den Raum, da viele Wesenszüge unserer Männer nahezu identisch sind. Vielleicht sind aber alle Männer auch grundsätzlich irgendwie miteinander verwandt. Ich werde darüber später weiter nachdenken, jetzt habe ich keine Zeit mehr, Angie auch nicht. Wir nähern uns nämlich dem Ziel. Unglaublich, wie schnell die Zeit vergeht beim Lästern über das männliche Geschlecht. Meine Angst ist der Meinung, es wäre nun an der Zeit, sich wieder etwas in den Vordergrund zu drängeln. Es kann doch nicht sein, dass ich ohne Angst da hineinspaziere, wo ich doch schon den ganzen Tag meinen gewohnten Horrorphantasien nachgehe, was mir bei diesem Arztbesuch alles widerfahren wird. Denn dieser Besuch ist echt gefährlich. Erstens findet er wie bereits erwähnt in Stuttgart statt, das ist so ziemlich das Schlimmste, was mir passieren kann. Irgendwo bei uns in der ländlichen Region wäre alles nur halb so wild. Aber beim Stichwort Stuttgart souffliert mir mein Hirn umgehend »Gefahr«. So ganz verstehe ich das nicht, eigentlich müsste ich mit unserer schönen Landeshauptstadt nur Gutes verbinden. Hier fand nämlich das allererste Date mit meinem Mann statt. Und das hatte es in sich. Sämtliche Pfeile Amors trafen mich auf einen Schlag. Ich war seinerzeit völlig erschossen oder besser gesagt verschossen. Daher kann ich die logischen Zusammenhänge meines Hirns in punkto Stuttgart und Angst wenig nachvollziehen.

Ich kenne mein Hirn und seine teilweise seltsamen Anwandlungen aufgrund längerer, inniger Bekanntschaft recht gut und hatte daher schon seit Bestehen des Termins die Befürchtung, dass es beim Thema Stuttgart so reagieren wird. Genau deswegen heuerte ich ja Angie als Chauffeur an. Ich bin eben mit allen Wassern gewaschen, um das verflixte Ding auszubooten. Mich von einem tollen Fahrer in einem tollen Auto in die Chaosregion Stuttgart kutschieren zu lassen, schaltet mindestens die Hälfte der Angst von vorneherein aus. Ätsch, du doofe Angst. Besonders wichtig an der Chauffeur-Nummer ist hierbei eine konkrete Begebenheit. Diese hatte ich Angie im Vorfeld mindestens eine Million Mal eingeschärft. Sie versprach mir mindestens genauso oft, dass wir es *genau so* tun würden. Es ist von größter Bedeutung, von nahezu überlebenswichtiger Bedeutung und daher *unbedingt* von höchster Priorität, dass sie mich direkt vor der Tür der Arztpraxis aus dem Auto springen lässt, damit ich nicht noch kilometerweit quer durch eine belebte Straße rennen muss, um dort hinzukommen. Denn belebte Straßen mit vielen Menschen und Geschäften bedeuten auch *Gefahr*. Wir setzen also dieses Vorhaben eins zu eins in die Tat um: Angie hält wirklich *direkt* vor der Tür, näher geht's nicht. Ich kann fast mit der Autotür in den Eingang fallen. Mein Herz klopft beim Aussteigen trotzdem sehr laut, meine Beine sind gefährlich wacklig. »Hallo Uli, ich bin's, deine Angst. Ich finde, ich sollte noch einen Zahn zulegen. Ohne mich geht's doch nun wirklich nicht.« Boah, dieses Scheiß-Hirn aber auch. Du, Hirn, lass mich mal kurz noch so viel Sinne beisammen haben, dass ich mich mit meinem Chauffeur besprechen kann. Auf keinen Fall darf mir mein Chauffeur verloren gehen. Genau dies befürchte ich beim Anblick der Umgebung. Wo soll Angie hier einen Parkplatz finden? »Angie, bist du sicher? Du findest einen Parkplatz? Angie, du kommst dann aber gleich nach, gell? Angie, schau hier, hier ist der Eingang, so sieht der Eingang aus, in den du nachher reinlaufen musst. Angie, schreib dir bitte vorsichtshalber noch mal genau die Adresse auf, damit du mich auch wirklich findest. Weil, das Navi hast du nachher zu Fuß ja nicht mehr dabei. Angie, bitte lass mich nicht allein!« Sie schaut mich sehr mitleidig an, mein Anblick scheint erbärmlich. Sie schwört mir beim Leben des Adventskalenders, den sie mir vorhin geschenkt hat, dass sie absolut den besten Parkplatz findet und sich das Äußere des Hauses in ihrem fotografischen Gedächtnis abgespeichert hat, wodurch gewährleistet ist, dass sie sich keinesfalls verlaufen wird. »Uli, keine Angst, geh ruhig hoch, ich komme sofort.« Gut, ich gehe. Eine andere Wahl habe ich sowieso nicht, meine Knie sind um einige Grade wackliger als noch vor einer Minute. Ob ich Angie je wiedersehen werde ...

Jetzt aber mal Schluss mit dem Theater. Ich schimpfe mit meinem Hirn wie ein Rohrspatz, achte aber genau darauf, dass währenddessen keine Passanten in der Nähe sind. Ich will kurz vor dem Ziel, nämlich meinem Untersuchungstermin, keinesfalls riskieren, dass man mich zum falschen Arzt führt. Momentan mache ich nämlich eher den Eindruck, als benötige ich äußerst dringend die Hilfe eines Psychiaters, nicht die eines Radiologen. Glücklicherweise fällt mir ein bekannter Gegenstand in die Finger, als ich gerade in meiner Handtasche nach meiner Überweisung krame. Annes Golden-Card. Juhu, jetzt kann nichts mehr schief gehen. Die Karte habe ich völlig vergessen. Ich Dussel aber auch. Chauffeur Angie plus Annes Golden-Card, damit bin ich unbesiegbar. Siegessicher marschiere ich auf die Dame am Empfang zu. Fast wäre mir rausgerutscht: Ich, Uli die Große und momentane Siegerin über mein blödes Hirn melde mich hiermit zur Untersuchung an. »Ähm, guten Tag, ich habe einen Termin«, sage ich stattdessen und schiebe meine Überweisung über den Tresen. Die Dame schaut grimmig drein. Ob sie wohl auch grad mit ihrem Hirn kämpft? Jedenfalls schickt sie mich zum Fahrstuhl, ich soll in den 4. Stock und mich dann links halten. Wie gut, dass ich vor zwar nahezu wirklich fast allem Angst habe, vor Fahrstühlen glücklicherweise nicht.

Oben angekommen, werfe ich beschwingt meinen Mantel über die Garderobe und mache es mir auf einem der Stühle gemütlich. Meine Handtasche stelle ich auf den Stuhl neben mich und lasse die Anne-Golden-Card oben etwas herausschauen. Beim Anblick muss ich fast lachen. Wenn die Leute hier wüssten. Da ich inzwischen dank meiner Golden-Card herrlich entspannt bin, nehme ich eine Frauenzeitschrift zur Hand und blättere etwas darin. Sonst kann ich beim Arzt kaum einem Satz in solchen Dingern folgen, weil ich vor Angst viel zu aufgeregt bin. Heute ist alles anders. Ich schlage die Zeitschrift wahllos in der Mitte auf. Was sehen meine entspannten Augen: Einen Artikel über Angst und Depression. Och ne, nicht jetzt. Nicht gerade jetzt, wo ich so entspannt bin. Ich werfe das Teil wieder auf den Tisch zurück und greife zum nächsten Blättchen. Ach, schon viel besser. Herrlicher Klatsch über die Promis dieser Welt. Genau das brauche ich jetzt.

Nach etlichen Artikeln, wer mit wem und wer mit wem nicht, welche Frau ein neues Kleid hat, welche wiederum eine neue Frisur, schaue ich auf die Uhr. Angie. Wo ist meine Angie? Ich gebe ihr noch genau 2 Minuten. Wenn sie dann nicht hier zur Tür hereinmarschiert, lasse ich einen Lockruf per Handy los. Auf keinen Fall darf mir Angie verloren gehen. Ohne Chauffeur bin ich ein armes, verlorenes Schäfchen mitten im bösen Stuttgart. Auch wenn ich in diesen Minuten nach wie vor relativ entspannt bin. Bei einem fehlenden Chauffeur und den Gedanken an eine ungewisse Rückkehr nach Hause hört der Spaß auf.

Die Tür fliegt auf. Da ist sie – meine Angie. Noch nie war ich so froh, sie zu sehen. Sie kichert das halbe Wartezimmer zusammen. Kichern beim Reinlaufen, Kichern beim Mantelausziehen, Kichern, als sie sich neben mich setzt. Sie packt dazu meine Handtasche auf den Boden und fragt nebenbei, was das denn für ein goldenes Ding sei. Ich halte es für besser, ihr die Geschichte mit der Anne-Golden-Card nicht gerade jetzt zu erzählen. Sonst hört sie mit Kichern gar nicht mehr auf. Wir fallen extrem auf. Kurzzeitig ist mir das peinlich. Dann aber kommt mir die Idee, dass das doch eine gute Therapieübung für mich wäre. Ganz nebenbei, mal kurz im Wartezimmer. Ich hasse es aufzufallen. Besser gesagt, meine Schamgrenze ist in solchen Fällen rasch erreicht. Schon lange überlege ich daher, in welcher Form ich mich in der Öffentlichkeit mal zum Affen machen könnte, um diese Scham zu überwinden. Diese Überlegungen haben sich mit dem heutigen Termin erübrigt. Angie macht uns zum Affen. Gut, dann muss ich mir schon keine Gedanken mehr darüber machen. Es ist erstaunlich. Schon kurze Zeit später ist mir piepegal, was die Leute über uns denken. Ich kichere kräftig mit. Das Gekicher steigert sich zum lauten Gackern, als Angie mir erzählt, dass sie sich auf der Straße verlaufen hat und wie eine Irre sämtliche Stuttgarter Straßen in der Umgebung des Parkhauses, das sie zufällig zum Parken gefunden hat, abgelaufen ist, um mich wiederzufinden. Wir Frauen sind ohne Navi einfach total aufgeschmissen. Vorhin war dies noch ein Horrorgedanke für mich. In meiner derzeitigen Verfassung kann ich darüber nur laut lachend. So schnell können sich die Dinge in meinem kranken Hirn ändern. Von einer Minute zur anderen – richtig unheimlich ist das. Angie erzählt gackernd weiter. Endlich, endlich stand sie vor dem richtigen Haus, endlich war sie im 4. Stock angekommen. Nichts wie zu meiner Freundin, dachte sie sich, stürmte durch die offene Tür zu ihrer Rechten und erkundigte sich nach mir. Den netten Herrschaften dort war ich leider völlig unbekannt. Zu dritt standen Angie und Arzthelferinnen da und rätselten. Wer ist Uli, wo hat sich diese Frau wohl versteckt? Man fing an mit Mutmaßungen, dass ich sicher die Frau sei, die eben sagte, sie würde kurz runtergehen und die Wartezeit mit einer Tasse Kaffee verkürzen. Angie dachte nach. Nein, das kann nicht Uli sein. Ich hasse Kaffee, das ist Angie hinreichend bekannt. Außerdem war das letzte, was sie beim Aussteigen von mir sah, ein Häuflein panisches Elend. Daher war es eher sehr unwahrscheinlich, dass ich kurz zum Kaffeekränzchen aufbreche. Viele Minuten vergingen, bis man gemeinschaftlich einen neuen Ansatz zur Auffindung von Uli einschlug. Was für eine Untersuchung sollte Frau Uli denn bekommen? Eine radiologische Kontrolluntersuchung? Hm, da sind Sie bei uns leider falsch. Wir sind hier eine Fachpraxis für Rheumatologie. Angie, Angie, ich dachte immer, ich bin diejenige, die heute Hilfe braucht. Ich kann unmöglich auch noch meine Helferin retten, die eigentlich mich retten soll. Außerdem: Es ist so einfach: Immer schön genau hinhören, was die Leute einem sagen. Und wenn sie links sagt, dann meint sie auch links. Links ist da, wo der Daumen rechts ist, Angie. Ich bin mir ganz sicher, dass die Empfangsdame am Eingang dir auf ähnlich detaillierte Weise den Weg wies wie mir. Sie sagte eindeutig: 4. Stock, dann links halten.

Auf vielen Umwegen haben zwei Freundinnen endlich wieder zusammengefunden. Ein glucksendes Happyend in einer Stuttgarter Arztpraxis. Glucks, gacker, kicher. »*Frau Uli*«, ruft es laut. Hilfe, vor lauter Kichern habe ich total überhört, dass man mich aufrief. Wie oft die Dame hierzu schon einen Versuch unternommen hat, kann ich nicht sagen. Da sie etwas griesgrämig dreinschaut, befürchte ich, dass sie mehrere Versuche benötigte, um sich bemerkbar zu machen. Wieso juckt mich auch das nicht? Ungewohnte Dinge nehmen ihren Lauf, denn im Normalfall wäre ich vor Peinlichkeit im Boden versunken und hätte mich mindestens fünf Mal entschuldigt und gerechtfertigt für mein ungehöriges gluckernd-kicherndes Verhalten, das in einer Arztpraxis dieser Art nicht angebracht ist. Ich kröne das Ganze sogar noch, indem ich mit der griesgrämigen Arzthelferin meine Witze reiße. Sie hat leider keinen Humor und fertigt die Untersuchung ohne das kleinste Lächeln im Mundwinkel ab. Reden tut sie auch nicht. Außer mir ihre barschen Anweisungen zu geben, wie ich mich nun hinstellen soll, wo der Arm hin muss, wo das Bein, damit die Röntgenaufnahme auch fehlerfrei in den Kasten kommt. Pah, dann eben nicht. Die Stuttgarter sind wohl einfach Humor-Muffel und können dahingehend mit uns Ladys vom Land nicht mithalten. Ich winde mich aus den Fängen der humorlosen Helferin und eile zurück zu Angie. Sie ist einfach die Beste. Ihre anfänglichen Schwierigkeiten in Sachen Ablenkung durch Zahnarzterzählungen habe ich ihr längst verziehen. Ihr jetziges Angstbekämpfungs-Programm verdient nämlich locker Goldstatus. Die Anne Golden-Card landet kurz dahinter auf dem zweiten Platz. Mit diesem Kärtchen im Täschchen und Angie im Arm verlasse ich lachend die Praxis.

Dass ich Angie nun tatsächlich auf der Suche nach ihrem Auto durch die belebten Straßen Stuttgarts begleite, löst lediglich einen lächerlichen, kaum wahrnehmbaren Anflug von Angst aus. So lächerlich, dass ich das nicht ernst nehmen kann. »Angie, wo ist denn nun das Parkhaus?«, frage ich trotzdem vorsichtshalber mal nach. Mit der Angstkonfrontation übertreiben müssen wir es ja trotzdem nicht. »Du, ich glaub, da vorne müssen wir lang.

Ich glaub, dann müssen wir links abbiegen. Ich glaub, ja, ich bin mir fast sicher, da an der Brücke bin ich vorhin vorbeigekommen. Ich glaub, da vorne müsste das Parkhaus sein.« Angie, nun aber mal halblang. Ich hoffe, sie macht nur Spaß, weil wir gerade so heiter sind. Aber ihr Gesicht hat ernste Züge angenommen. Zum Glück ist meine Brille ein absolutes Topmodell. Ich erspähe in weiter Ferne etwas Blaues. Sieht aus wie ein Parkhaus-Schild. Es ist ein Parkhaus-Schild, puh, noch mal Glück gehabt. Zur Feier des Tages spendiere ich das Parkgeld. Angie will das aber nicht, wir schlagen uns daher fast am Parkautomaten, wer nun das Geld einwirft. Sie ist schneller, also stecke ich ihr meine zwei Euro heimlich in die Jackentasche. »Angie, auf welches Parkdeck geht's nun?« Das Parkhaus ist sehr groß. Mit einer Unmenge an Parkplätzen auf ebenso Unmengen an Parkdecks. Angie ist sich nicht mehr hundertprozentig sicher. Sie kann sich nur erinnern, dass es definitiv das richtige Parkhaus ist. Ich schaue auf unser Schuhwerk. Das sieht gut aus, wir sind bestens gerüstet, um lange Wege im Parkhaus zurückzulegen (was für mich kein Problem darstellt als geübte »Marathonläuferin«) zur Aufspürung des Gefährts. Zuvor bitte ich Angie aber noch mal, sich in Erinnerung zu rufen, ob ihr eventuell wichtige Details einfallen. Zum Beispiel, ob sie die Treppen vorhin hoch oder runter lief. »Hm, ich glaube runter«, antwortet sie leise. Wir entscheiden daher kurzfristig, mit der Suche in der oberen Region zu beginnen. In Parkdeck 3 werden wir fündig. Das tolle Auto sticht absolut hervor. Nicht, weil es so toll ist, sondern weil kein Auto weit und breit so dusselig schief eingeparkt dasteht wie ihres. Nichts wie weg hier, denken wir beide einhellig.

Das Navi will uns noch mit ein bisschen Sightseeing

beglücken. Es führt uns den falschen Weg. Wir irren in Stuttgart umher und finden einfach den Weg nicht. Da man sich bei tollen Autos selbst auf die tollen Navis nicht mehr verlassen kann, schalten wir blitzschnell um auf unsere weibliche Intuition und unseren Orientierungssinn. Nun droht aber wirklich allergrößte Gefahr. Unser beider Sinn ist in diesem Bereich ziemlich dürftig ausgestattet. Dass wir dadurch versehentlich in Hamburg landen könnten, beunruhigt mich komischerweise gar nicht. Mich beunruhigt so ziemlich gar nichts momentan, ich fühle mich entspannt und locker wie lange nicht. Ein bisschen habe ich aber auch Angie im Verdacht. Bei Angie weiß man nie – das musste ich jetzt ja erleben. Es besteht also durchaus die Möglichkeit, dass nicht das tolle Navi schuld ist, sondern Angie als Programmiererin dieses Dings. Wer weiß, was sie da eingegeben hat. Sie war extrem abgelenkt, weil ich zu diesem Zeitpunkt gerade anfing, ihr die Geschichte der Anne-Golden-Card zu erzählen. Die ist so irre, dass eine nicht mehr ganz so gute Konzentration aufs Navi schon hätte möglich sein können. Aber zu was gibt es Schilder. Große gelbe Schilder weisen uns den Weg auf die Bundesstraße. Ohne männliche Hilfe und ohne Navi schaffen wir auch das. Sogar in die richtige Richtung. Da Angie jetzt nur noch geradeaus fahren muss und sich wieder auskennt, widme ich meine Erzählungen nun etwas intensiver der Golden-Card. Angie weiß bis jetzt ja nur den Anfang dieser unglaublichen Geschichte …

Und was sagt die Therapeutin dazu?

Es liegt auf der Hand: Der Stuttgartbesuch ist bei Uli die Angstkonfrontation schlechthin.

In Ulis Gegenwart darf man es nicht so nennen, siehe dazu Kapitel 11, aber sie ist es in ihrer Reinform. Uli hat dabei etwas sehr Cleveres gemacht, sie hat eine Person ihres Vertrauens hinzu gezogen: Ihre Freundin Angie. Angie ist hier sozusagen die Rückversicherung, dass Uli es durchzieht, oder zumindest die Wahrscheinlichkeit dafür hoch ist. Auch verfügt Angie über denselben Humor, beide schwimmen da auf einer Wellenlänge und Humor und Lachen reduziert nachweislich den Stresspegel.

Auf das Zwiegespräch Ulis mit ihrer Angst möchte ich hier besonders eingehen, zur Erinnerung:

»Hallo Uli, ich bin's deine Angst. Ich finde, ich sollte noch einen Zahn zulegen. Ohne mich geht's doch nun wirklich nicht.« »Boah, dieses Scheiß-Hirn aber auch – du, Hirn, lass mich mal kurz noch so viel Sinne beisammen haben, dass ich mich mit meinem Chauffeur besprechen kann.«

Richtig Uli, der Ursprung der Angst sitzt tatsächlich im Gehirn und zwar im limbischen System. Zumindest behaupten das die Hirnforscher nach heutigem Wissensstand. Von dort wandern die Impulse in die Hypophyse, einer Drüse, die die Stresshormone ausschüttet, die dann unsere Organe erreichen. Dann erst kommt es zu den leidlichen Symptomen wie Herzrasen, Übelkeit, Schwindel, Engegefühl in der Brust usw. Wenn wir also unsere Angst in den Griff bekommen wollen, müssen wir sie im Keim ersticken, an ihren Wurzeln zerren: Wir müssen unser Gehirn anzapfen. Und ein Zwiegespräch mit der Angst ist eine gute Möglichkeit, sie zu beeinflussen. Auch im Zwiegespräch erkennen wir wieder ganz deutlich Ulis Ressource: ihren Humor!

Humor ist in der Therapie von unschätzbarem Wert. Im klinischen Alltag ist seine Wirkung hinreichend bekannt. Der Einsatz von Clowns in Kliniken mag schon vielen bekannt sein. Der ein oder andere kennt sicher auch den amerikanischen Arzt Hunter »Patch« Adams, der Humor im medizinischen Kontext gesellschaftsfähig gemacht hat. Hierzu gibt es eine sehenswerte Verfilmung mit Robin Williams mit dem gleichnamigen Titel Patch Adams. Im psychologischen Kontext steckt der Humor allerdings erst in den Kinderschuhen. Und der ein oder andere Leser mag sich fragen, wie es möglich ist, in der Therapie Spaß zu haben, zu lachen bei so schwerwiegenden, lebensqualitätseinschränkenden Problemen wie z.B. Depressionen oder Panikattacken? Es ist möglich, Voraussetzung ist eine liebe- und respektvolle Grundhaltung des Therapeuten dem Klienten gegenüber. Wichtig dabei ist außerdem, dass der Psychotherapeut sich nicht als allwissend über den Klienten erhebt. Klient und Therapeut arbeiten auf einer Ebene. Zentral ist dabei auch, dass der Therapeut dem Klienten zutraut, seine Probleme zu lösen. Der Therapeut zapft lediglich die durch das Problem und die Symptome versteckten Ressourcen des Klienten an, um somit neue Lösungswege und Möglichkeiten zu eröffnen. Genauso verstehe ich meine Arbeit, natürlich auch mit Uli.

Apropos Humor: Kennen Sie den Unterschied zwischen einem Psychotherapeuten und dem lieben Gott? Der liebe Gott glaubt nicht, dass er Psychotherapeut ist.

Im folgenden Kapitel will uns Uli nun die Sache mit der Golden-Card erklären. Seien Sie gespannt!

9. Zauberkräfte dank Anne-Golden-Card

Die Depotwirkung der Eindrücke in der Therapie

Mein Geldbeutel platzt aus allen Nähten. Das hört sich im ersten Moment super an. Massig Hunderter, die sich aneinanderdrängen. Ach, was sage ich: Fünfhunderter. Ein fettes Bündel, das meinen Geldbeutel fast zum Platzen bringt – man wird ja wohl noch ein bisschen träumen dürfen ... Während ich den Packen Fünfhunderter vor mir sehe und mir schon überlege, welche Prada-Tasche ich mir kaufen soll, kämpfe ich weiter mit dem Portemonnaie. Ich kriege das Ding nicht mehr zu. Also muss wohl doch eines der vielen kleinen Kärtchen weichen. Dusselige Kärtchen kennt jeder. Das sind die Plastik- oder Pappteile, die mich und meinen Geldbeutel daran hindern, genug Platz für die oben erwähnten Scheine zu haben. Entweder Kärtchen oder Scheine. Beides geht nun wirklich nicht. Da es mir an der Menge solcher wunderbaren Scheinchen erheblich (sehr erheblich) mangelt, muss die Prada-Handtasche halt doch warten bis zum nächsten Jahrtausend. Dafür kann ich mit umso mehr schicken Karten aufwarten. Die für die Bank ist blau. Die Konkurrenzbank hat ihr Kärtchen in Knallrot gehalten. Meine Krankenkasse dagegen scheint noch nichts von Design gehört zu haben, ein hässliches Teil ist das, pfui. Es nimmt kein Ende, je mehr ich in die Tiefen meines Geldbeutels versinke, umso mehr Karten kommen hervor: Friseurkarte, Tankkarte, Brillenpass (»ältere« Damen sind sehr häufig auf eine Sehhilfe angewiesen – so auch ich). Eine Sammelkarte vom Metzger, vom Bäcker, Mitgliedsausweis vom Fußballverein und sogar meine alte Fahrschulkarte. Die beiden letztgenannten haben Altertumswert. Ich sollte sie als Rarität bei ebay versteigern. Was die überhaupt in meinem Geldbeutel zu suchen haben, frage ich mich an dieser Stelle auch. Vermutlich sollen sie mich an bessere Tage erinnern, an denen ich noch jung, hübsch, falten- und angstfrei war.

Ich bin unendlich froh, dass Anne für ihre Golden-Card ein anderes Format gewählt hat. Eines, das zu groß ist für den Geldbeutel. Sonst hätte ich mir ernsthaft Gedanken machen müssen, wohin ich die noch stecke. Anne denkt eben praktisch mit. Meinen aufgeplusterten Geldbeutel sieht sie schließlich oft genug, wenn ich ihr nach einer Therapiestunde ihr hart verdientes Geld überreiche. Daher gibt es die Anne-Card nur für die Handtasche – nicht für den Geldbeutel.

Die Anne-Golden-Card hat Postkartenformat und ist in schickem Gold gehalten. Logisch, sonst wäre es ja keine Golden-Card. Sie ist federleicht, daher ohne größere Probleme in der Handtasche mitzuführen. Und genau da gehört sie hin. Man sieht an meinem letzten Stuttgart-Trip mit Angie, dass sie wahrhafte Zauberkräfte besitzt. Daher möchte ich gern noch einmal den Unterschied hervorheben zwischen MEINER Anne-Golden-Card und den anderen goldenen Kärtchen, die überall auf der Welt im Umlauf sind.

Meine Karte ist:

1. einzigartig, nur *ich* habe sie, sonst niemand in diesem Universum;
2. selbstgefertigt, daher absolutes Unikat. Ja, ich würde es beinahe schon als Kunstwerk bezeichnen und wurde erschaffen von der einzigartigen Psychokünstlerin Anne;

3. mit Zauberkräften versehen. Sie zaubert verrückten, ja sogar völlig bekloppten Frauen wie mir ruckzuck Ängste aus dem kranken Hirn.

Woher Anne jedoch wusste, dass sie genau am 4.11. zu meinem Termin Materialien in ausreichender Menge zu Hause gelagert haben sollte, um spontan eine Anne-Golden-Card zu basteln, weiß ich bis heute nicht. Sie will dieses Geheimnis penetrant für sich behalten, weil ich sonst an ihren magischen Zauberkräften zweifeln würde. Zauberer verraten nie ihre Tricks, damit muss ich mich wohl abfinden. Denn dass meine Seele auf meiner »Hypnotour« am 4.11. plötzlich eine goldene Karte ins Spiel bringt, darüber wussten nur meine Seele und der liebe Gott Bescheid. Selbst ich hatte davon vorab überhaupt keine Ahnung. Die Therapiesitzung begann sehr zäh, keine Spur von Freiheit, goldenen Karten oder sonstigen erfreulichen Dingen. Erst viel später, als ich mich mit geschlossenen Äuglein auf meiner Hypnoreise befand, kramte meine Seele eine Karte zum Vorschein. Was sich vor meinem inneren Auge sonst noch abspielte, war reichlich wirr. Aus so einer Seele wie meiner kann vermutlich nur wirres Zeug kommen: Ich befand mich in einem Hotel, zückte eine goldene Karte und hielt sie den Angestellten an der Rezeption unter die Nase. Schwupps, plötzlich waren alle meine Ängste wie weggeblasen und ich wurde hofiert wie ein Star. Aus der sonst so verängstigten Uli wurde eine Frau, die sich in diesem Hotel alles erlauben konnte. Wie die echten Stars halt, die jeden Blödsinn machen und trotzdem nie schief angesehen werden. Mit einer goldenen Karte durfte man das. Es war herrlich. Gerade als es richtig schön wurde und ich dieses »freie« Leben mit den furchtbarsten Albernheiten in vollen Zügen genoss, hörte ich Anne sagen: »Sie kommen langsam in die Gegenwart zurück. Zählen von 10 rückwärts, dann sind Sie wieder voll und ganz hier in diesem Raum.«

Ich war beleidigt. Ich war sogar stinksauer auf Anne. Was sollte ich hier in diesem Raum, wenn im Hotel zur gleichen Zeit die Post abging? »Uli, ist doch alles kein Problem«, hörte ich sie sagen. Oh doch, ich empfand diese Tatsache als enormes Problem. »Für heute ist die Stunde leider zu Ende (aha, daher weht der Wind). Aber machen Sie sich keine Sorgen, Uli, ich habe da eine Idee.« Da war ich mal gespannt. Ich konnte mir nicht vorstellen, mit was sie diese Handlung nun hätte gutmachen wollen. Holte sie mich einfach aus meinem Hypno-»Traum« heraus. Unglaublich. Sie ermahnte mich, bei meinem nun folgenden Pinkelgang vor der Heimfahrt nicht gleich das Haus zu verlassen, sondern kurz zu warten. Sie hätte da was für mich. Nun wurde ich doch neugierig. Ich lauschte mit riesengroßen Ohren in Richtung ihrer Privatgemächer. Die befinden sich genau zwischen Klo und Therapieraum im 1. Stock. Durch die geschlossene Tür hörte ich sie rumwurschteln. Dann öffnete sich die Tür. Mit einem geheimnisvollen Ausdruck in den Augen und beide Hände hinter dem Rücken haltend, kam sie auf mich zu. Was versteckte sie denn da Schönes? Na, was wohl: die eigens kreierte Anne-Golden-Card. Gebastelt in einer Minute aus einem Stück Pappe, das in wunderschön goldenes Geschenkpapier gehüllt war. Meine Karte, damit ich nicht nur im Hypno-Hotel herrlich frei sein konnte, sondern ab sofort im ganzen Leben, immer und überall. Auf der Rückseite war die Karte sogar signiert. Von der Zauberkünstlerin höchstpersönlich. *Woher wusste sie das*? Man hat ja nicht alle Tage griffbereit Pappe und goldenes Geschenkpapier rumliegen. Ich jedenfalls nicht. Vielleicht ist das bei Therapeutinnen anders.

Mit zwei (oder auch drei) riesengroßen Tränchen im Knopfloch verließ ich die Höhle der Zauberin. Ich war sehr gerührt und gar nicht mehr böse, dass ich nun nicht mehr im Hotel zugegen war, sondern im realen Leben. Mit der Anne-Golden-Card in der Handtasche kann jetzt alles kommen. Der Arztbesuch in Stuttgart mit Angie war hierfür nur der vergleichsweise lächerliche Anfang.

Daher ist heute eindeutig der Zeitpunkt gekommen, diese Karte unter noch schwierigeren Bedingungen zu testen. Es gibt doch nichts Schöneres für einen Angsthasen mit tendenzieller Panik vor Menschenansammlungen als ein Weihnachtsmarkt. Aufgrund der Tatsache, dass die Adventszeit eben angebrochen ist, gibt es massenhaft solche Zusammenkünfte mit dem Weihnachtsmann. Leipzig oder Nürnberg vielleicht? »Uli, Uli, Größenwahnsinn ist schädlich«, teilt mir mein böser Piepmatz im Ohr umgehend mit. »Auch deine doofe goldene Karte wird daran nichts ändern.« Ich muss kurz innehalten, um mir über eines ausreichend Gedanken zu machen. Also: Den Piepmatz habe ich mitsamt dem kompletten familiären Anhang eliminiert, daran kann ich mich genau erinnern, auch wenn es schon eine Weile her ist. Da wir kurz vor dem Weihnachtsfest stehen, was definitiv nie gleichzeitig stattfindet mit Ostern, schließe ich also eine Auferstehung der Vogelfamilie aus. Es gibt folglich keinen Piepmatz mehr im Ohr (es sei denn, es gibt wundersame Klone der Gattung, die auf welche Weise auch immer den Weg in mein Ohr gefunden haben). Vorsichtshalber wähle ich für mein Vorhaben bezüglich Weihnachtsmann-Dating trotzdem den Adventsmarkt im heimischen Städtchen und tröste mich damit, dass es den legendären Weihnachtsmarkt in Nürnberg nächstes Jahr schließlich auch noch geben wird. Leipzig schließe ich nach kurzer Überlegung gänzlich aus, da mir die Verständigung auf Schwäbisch und Sächsisch unmöglich scheint. Bei läppischen 4000 Einwohnern dürfte sich der Andrang dagegen hier bei uns in Grenzen halten, was mir ungeheuer entgegenkommt. Zudem kann ich dem Weihnachtsmann meine Wünsche mitteilen, ohne mich in Fremdsprachen üben zu müssen. Alles sehr praktisch also. Dennoch schadet es nicht, eine ausgeklügelte Strategie für dieses Vorhaben festzulegen, falls die Karte ihre Zauberkräfte im richtigen Moment verliert oder andere unvorhergesehene Dinge eintreten sollten.

Schritt 1: Ehemann anrufen und ihm mitteilen, dass wir beide heute Abend auf den Weihnachtsmarkt gehen werden, es aber von ungeheurer Wichtigkeit ist, dass er dabei darauf achtet, höchstens zweimal am Stand des leckeren Obstwassers vorbeizukommen, das sich dort jedes Jahr aufs Neue großer Beliebtheit erfreut. Wie groß, das durfte ich netterweise im vergangenen Jahr bei meinem Gatten erleben, der Unmengen an warm machender Flüssigkeit bedurfte, um nicht gänzlich zu erfrieren (argumentierte er nach Wiederauferstehung aus dem Land der Promille). Dabei bedachte er leider nicht, dass man den Kältetod auch dann sterben kann, wenn man den Weg nach Hause nicht mehr findet, sondern stundenlang schwankend im Ort umherirrt, bevor man endlich an die heimische Tür klopfen kann. Leider konnte ich die Flüssigkeitsaufnahme seinerzeit nicht überwachen, da ich auf seine Begleitung wegen zu großem Vogelvorkommen im Ohr verzichtete. Heute aber muss das anders laufen. Ich brauche ihn ganz dringend, falls er mich vor irgendwas retten muss. Dazu ist es von großer Wichtigkeit, alle Sinne beisammen zu haben und in normal senkrechtem Gang auf schnellstem Weg mit der geretteten Ehefrau nach Hause gelangen zu können. Er verspricht mir hoch und heilig, sich warm genug anzuziehen, was das Wärmen von innen daher erübrigen wird. Gut, Punkt 1 wäre damit geregelt.

Schritt 2: Angie anrufen. Was für ein Stress das heute aber auch ist. Da ich aus eigener Erfahrung weiß, dass Übung den Meister macht (Stichwort Marathon), will ich den schweren Gang hinunter auf den Markt vorher mit Angie üben. Unter einfachen Bedingungen. Also noch bevor der Trubel richtig losgeht und die Massen an Menschen hier einströmen. Angie willigt ein und steht eine Stunde später vor meiner Tür. »Angie, vielleicht nehmen wir doch kurz das Auto«, versuche ich sie zu überreden. Sie schaut mich entsetzt an. »Uli, das ist jetzt nicht dein Ernst, oder? Die 300 Meter wirst du doch auch ohne Auto schaffen.« Was meine Kondition angeht, brauchen wir uns darüber nicht zu streiten. Es steht außer Frage, dass ich inzwischen Tausende von Metern zu Fuß zurücklegen könnte, ohne aus der Puste zu geraten. Meinem Walking-Training sei Dank. Was mich jedoch zu der Überlegung des fahrenden Gefährts veranlasst, sind die vielen Gefahren, die mir auf dem Weg dorthin lauern. Angie will wissen, von welchen Gefahren ich spreche. Dass uns Nachbars schwarze Katze von links nach rechts über den Weg läuft? Ansonsten sehe sie von unserem kurzen Fußweg keinerlei Gefahr ausgehen. Ja, das sagt sie. Aber sie hat auch kein krankes Hirn, das ständig überall Gefahren sieht – auch dort, wo es gar keine gibt.

Ich besinne mich darauf, dass ich die unschlagbare Anne-Golden-Card in meiner Handtasche deponiert und zudem eine starke und tatkräftige Frau an meiner Seite habe, und befinde, dass wir losmarschieren können. Lächerliche 120 Sekunden später stehen wir mitten im Ort, wo geschäftiges Treiben herrscht. Die Verkäufer bauen ihre Stände auf. Viele davon kenne ich, ich bin inzwischen ja fast so was wie Einheimische mit amtlicher Einbürgerungsurkunde. Wir plaudern mal hier, mal dort und obwohl es noch gar nicht so kalt ist, haben sich alle schon von innen gewärmt. Jedenfalls reden sie so komisch lustig überdreht und lachen über Dinge, die gar nicht lustig sind. Das kann ja heiter werden. Wie sollen all die Menschen nur bis heute Abend noch durchhalten? Ich lehne die mehrfache Einladung zur inneren Erwärmung dankend ab und betone immer wieder, dass ich sehr warm angezogen bin. Nachdem ich feststelle, dass ich fast keine Angst mehr habe und mich total entspannt fühle, befinde ich die Vorübung als erfolgreich abgeschlossen und läute den Abmarsch ein. Tschacka, geschafft! Ich schaue schon viel beschwingter und mit einer Ladung Glückshormon im Blut (Angst besiegen schüttet stets Glückshormone aus, ich sollte das öfter machen) auf den heutigen Abend. Ohne Testlauf und vor allem ohne Anne-Card wäre das niemals möglich gewesen.

Die Hormone halten meine gute Stimmung bis kurz vor 19 Uhr aufrecht. Erst als Olaf hektisch nach Kleingeld kramt und dies mit den Worten untermalt »Ich muss doch genug Geld dabei haben für mein Schnäpschen« weicht mir die Farbe aus dem Gesicht. »Was ist denn jetzt, Uli, zieh deine Jacke an, wir gehen.« Ich krame mein Zauberkärtchen aus der Handtasche, halte es mit beiden Händen ganz fest und murmle wie in Trance: »Bitte lass mich jetzt nicht im Stich. Bitte lass mich jetzt nicht im Stich.« Olaf fragt, ob ich heute Mittag eventuell die falschen homöopathischen Kügelchen zu mir genommen habe, die leichten Irrsinn auslösen. Es ist wohl besser, wenn ich jetzt ganz still bin und verdammt tapfer. Wir gehen.

Wo kommen nur all die Leute her? Es scheint, als ob sämtliche Einwohner aus einem Umkreis von geschätzten 50 Kilometern alle ausgerechnet heute auf *unserem* Weihnachtsmarkt zugegen sind. Ich bekomme einen mächtigen Schreck. Olaf zieht mich jedoch so zielstrebig zur Schnapsbude, dass ich gar keine Zeit mehr habe, groß über weitere Konsequenzen dieses Geschehens nachzudenken. Komischerweise bleiben die befürchteten Konsequenzen nahezu aus. Ein klitzekleines Panikanfällchen will zwar in mir hochkeimen, wird aber in besagtem Keim sofort erstickt. Wie? Ganz einfach: Ich hole die Anne-Card aus meiner Handtasche und wedle wie wild damit herum. Um den Menschen um mich herum zu zeigen, dass ich nun Narrenfreiheit habe (mit einer Golden Card kann man sich *alles* erlauben!). Nur, damit sie Bescheid wissen und sich nicht wundern, wenn ich gar nicht in Ohnmacht falle vor Angst. Sondern mit meinem Mann zusammen ein Kirschwässerchen schlürfe. Wie, was, wo? Was mache ich da nur? Ich *trinke Alkohol* …

Das hat der Aspacher Weihnachtsmarkt noch nicht gesehen. Premiere schlechthin: Uli nimmt Hochprozentiges zu sich. Dass dies böse enden wird, hätte mir gleich klar sein müssen. Es war doch nur ein lächerliches halbes Glas Schnäpschen. In derselben Zeit hatte Olaf schon mindestens sechs Runden Schnaps hinter sich, ist aber in deutlich besserer Verfassung. Zufällig kommen dann auch noch Freunde von uns vorbei, denen Olaf natürlich brühwarm erzählen muss, dass seine Frau von einem Fingerhut voll Schnaps beschwipst ist. Ich finde es nicht lustig, auf diese Art und Weise zu aller Erheiterung beizutragen und schaue meinen Mann böse an – reden fällt mir nämlich schon ziemlich schwer. Aufgrund einiger Koordinationsprobleme bringt mich Olaf vorzeitig nach

Hause. So überraschend schnell kann ein von langer Hand vorbereiteter Besuch auf dem Weihnachtsmarkt enden. Und das nicht mal aus Gründen eines kranken Hirns, sondern weil das Kirschwasser eindeutig zu viele Umdrehungen für kleine Ulis hatte. Ich schaffe es gerade noch, meine Jacke, Schuhe und Handschuhe auszuziehen, als ich auf mein Bett falle und mich plötzlich in einem Karussell wiederfinde. Das dreht sich enorm schnell. Ich frage Olaf hilfesuchend, ob das bald wieder aufhören wird. »Ja, ja Uli, bald hört's auf«, antwortet er kichernd. Im Gegensatz zu mir hat er grundlegende Erfahrungen im Karussell fahren und weiß, wie sich ein Schwips anfühlt (daher ist ihm durchaus bewusst, dass es noch ganz lange nicht aufhören wird, er hat mich glatt belogen!). Ich erlebe mit 42 Jahren den allerersten überhaupt in meinem Leben (ich war immer ein so entsetzlich braves Mädchen) und versuche nun, im Sitzen zu schlafen, da sich im Liegen sofort das Karussell wieder zu drehen anfängt. Auch sämtliche Versuche, das Bein zum Bremsen aus dem Bett zu hängen (was laut Olaf bei diesen Problemen durchaus helfen kann) scheitern kläglich. Mir ist inzwischen alles egal. Ich bin mir in diesen Minuten nicht schlüssig, ob ich lieber schlafen oder gleich sterben will, in meinem Magen kündigt sich nämlich zusätzlich noch ein bedrohliches Unwohlsein an. Ich entscheide mich fürs Schlafen. Und beschließe kurz vor dem Eintauchen ins Land der Träume, mit meiner Anne-Golden-Card zukünftig keine Experimente mehr mit alkoholischen Getränken zu wagen, dafür ist sie einfach nicht erschaffen worden.

Und was sagt die Therapeutin dazu?

Na ja, was so ein goldenes Kärtchen alles bewirken kann! Manch einer mag beim Lesen dieser verrückten Geschichte den Kopf schütteln. Manches ist bei Therapeuten wirklich anders, oder bedienen sie sich nur ungewöhnlicher, aber wirkungsvoller Mittel? Die Frage ist berechtigt und bedarf einer näheren Erklärung. In meiner klinischen Hypnotherapeutischen Ausbildung wurde nach der Methode Milton Ericksons vorgegangen. Er war einer der führenden Hypnotherapeuten weltweit. Hier folgt eine eindrückliche Geschichte aus seinem Therapieverständnis: Erickson war gelähmt und neben seinem Rollstuhl lag ein großer Granitstein. Mühsam versuchte er, ihn hochzuheben und lehnte jedes Hilfsangebot seitens des Klienten ab. Als er ihn endlich auf seinem Schoß hatte, warf er ihn unerwartet und blitzartig in Richtung seines Klienten, der ihn aufzufangen versuchte. Der angebliche Granitstein entpuppte sich als federleichte Schaumstoffsteinattrappe, und Erickson kommentierte: »Die Dinge sind nicht immer so schwer, wie sie aussehen, nicht wahr?« Erickson kombinierte oft seine Suggestionen mit »strategisch geplanten Inszenierungen« und erreichte so einen »Impact«, einen bleibenden Eindruck.

In einem Weiterbildungsseminar mit Danie Beaulieu habe ich diese Techniken vertieft und wende sie gerne in Kombination mit anderen Therapieverfahren an. Auf diese Weise erreiche ich bei Klienten, dass sie schneller und längerfristiger Wichtiges aufnehmen, denn die Impacts haben Depotwirkung. Aber warum sind sie so effektiv wie Sie im Beispiel mit Ulis Golden-

Anne-Card sehen? Diese Techniken berücksichtigen die Prinzipien des effektiven Lernens:

- Sie sprechen all unsere Sinne an.
- Sie lösen Emotionen aus.
- Sie wecken unser Interesse.
- Sie vermitteln Spaß an der Therapie.
- Sie sind »einfach« (ein simples goldenes Kärtchen).
- Sie sind beliebig wiederholbar (goldenes Kärtchen auf dem Weihnachtsmarkt, beim Arzt usw.).
- Sie machen die »Dinge« konkret (Ulis Mut beim Aufsuchen der angstbesetzten Situationen).

Ein Rätsel löse ich hier allerdings nicht: Wie ich es geschafft habe, diese Karte in einer Minute, wie es Uli schreibt, zu fertigen und woher ich wusste, dass Ulis Unterbewusstsein ihr während ihrer Hypnoreise eine goldene Karte präsentiert, denn ich musste ja das nötige Material im Hause haben.

Das bleibt wirklich mein kleines Geheimnis!

10. Wie das Christkind meinen Geburtstag vermasselt

Magie der Provokation durch die Therapeutin

Man sollte niemals im Leben mit dem Christkind konkurrieren. Das kann ja nur schiefgehen. Ich wollte das nicht wahrhaben und beschloss daher, genau an Heiligabend auf die Welt zu kommen. Was den Schluss zulässt, dass ich bereits damals den Hang zum Theatralischen hatte. Wer schickt denn schon seine eigene Mama mit Blasensprung ins Krankenhaus, lässt sie sämtliche Weihnachtsgeschenke im Kreis der Familie inklusive Gänsebraten verpassen, um hechelnd im Kreissaal eine verrückte Tochter zu gebären. So was bringe natürlich nur ich fertig. Es gab Zeiten, da dachte ich doch wirklich, ich wäre damit etwas ganz Besonderes. Musste aber schnell merken, dass es eben nur ein einziges wahrhaftiges Christkind auf der Welt geben kann. Dass dies nicht ich war, merkte ich an vielen Begebenheiten. Zum einen an dem wiederholt ausgesprochenen Satz der ganzen Verwandtschaft, die mir zu besagtem Tag ein Geschenk überreichte: »Des isch zu Weihnachta ond Geburtstag uff oimal.« Frei übersetzt heißt es so viel wie: »Da man wirklich nicht verlangen kann, sich den Kopf über gleich zwei Geschenke auf einmal zu zerbrechen (schon gar nicht in einer Zeit, die von Hektik und Weihnachtsstress geprägt ist), bekommst du eben eines für beides. Geld sparen wir damit obendrein auch noch.« Ich war stets ein artiges und überaus bescheidenes Kind, bedankte mich daher trotzdem freudig für die Gaben (auch wenn ich regelmäßig in höchstem Maße beschissen wurde). Eine zarte Kinderseele auf so heimtückische Weise zu betrügen, ist doch wirklich nicht die feine Art. Ich versuchte mich auf meine Weise von diesem Schock zu erholen. Seinerzeit gab es dafür nur ein Mittel: eine Packung Gummibärchen. Ich hätte sie tonnenweise verspeisen können und fühlte mich danach geringfügig besser. Was dann aber leider umgehend zunichte gemacht wurde durch den nächsten Schlag. Meine nicht stattfindende Kindergeburtstagsfeier. »Nein, an Heiligabend kann Inge nicht kommen. Wir sitzen unterm Weihnachtsbaum, singen Lieder und müssen Geschenke auspacken (schön für Inge, dass sie ein extra Weihnachtsgeschenk bekommt).« Ähnliche Aussagen der Mütter von Thomas, Sabine, Thorsten, Heike und Doris folgten. Auch mein Vorschlag, die Weihnachtsfeier auf einen späteren Zeitpunkt zu verlegen, scheiterte kläglich: 1. Weihnachtstag: »Wir fahren zur Oma, leider keine Zeit.« 2. Weihnachtstag: »Wir fahren zur anderen Oma, leider keine Zeit.« Tag 1 – 4 nach Weihnachten: »Wir fahren Geschenke umtauschen, dann ins Spaßbad, danach in den Zoo und noch in Urlaub. Keine Zeit leider.« Tag 5 nach Weihnachten: »Silvester? Aber nein, da haben Inge, Thomas, Sabine, Thorsten, Heike, Doris doch keine Zeit!« Die Stimmen der Mütter klangen leicht genervt. Da mein Geburtstag inzwischen gefühlte Lichtjahre zurücklag, und ich wenig Wert darauf legte, ihn frühestens am 3. Februar zu feiern, verzichtete ich eben auch auf die Feier. Verzicht prägte meine Kindheit. Schrecklich – und das als Christkind.

Im Erwachsenenleben wurde es nicht besser. Bescheiden bin ich immer noch (kein Wunder bei diesen Ereignissen) und erwarte schon lange keine Geschenke mehr. Was man doch aber zumindest voraussetzen kann, ist eine ordentliche Gratulation. Meine Gratulanten haben selten Zeit, ihre Glückwünsche persönlich, Auge in Auge, auszusprechen. Man hat an Heiligabend wirklich Wichtigeres zu tun. Im Zeitalter der voranschreitenden Technik gibt es für die armen, vom Weihnachtsstress geplagten Menschen glücklicherweise hervorragende Möglichkeiten, zwischen den letzten Einkäufen und dem Schmücken des Tannenbaums ganz fix und unkompliziert ihre Glückwünsche schnell noch loszuwerden. Entweder, man sendet eine SMS oder man fertigt eine kurze Geburtstagsmail. Manche Gratulanten geben sich hierbei sogar richtig Mühe und senden eine vorgefertigte Grußkarte via Mail. Ach, das Leben als Christkind ist so toll, so besonders, so einzigartig.

Was hören meine Christkind-Ohren? Das Telefon klingelt? Ich fasse es nicht! Da ruft tatsächlich jemand an und vernachlässigt seinen Gänsebraten? »Hi Uli, wollte dir nur schnell zum Geburtstag gratulieren, muss aber gleich schon wieder los zur Christmette. Wünsch dir was, tschö.« Meine Dankesworte kommen nicht mehr an, der Anrufende hat bereits aufgelegt.

Um der Menschheit diesen Stress zu ersparen, den ich mit meinem Geburtstag bei ihnen am Heiligen Abend auslöse, habe ich nach Jahrzehnten der niederschmetternden Erlebnisse nun Plan B ausgearbeitet: Ich entferne mich dieses Weihnachten einfach. Manche nennen es auch Urlaub. Was für eine super Idee. Olaf beteuert mir obendrein, dass er so was von urlaubsreif sei und sich nach nichts mehr sehne, als nach Entspannung, Seele baumeln lassen, Sonne und Meer. Ähm, wie war das? »Sonne und Meer kannst du bitte gleich vergessen. Mein Piepvogel im Kopf und ich haben Angst vorm Fliegen.« Olaf antwortet wie immer pragmatisch: »Dann nehmen wir halt das Schiff«. Ich überzeuge ihn in langen Diskussionen davon, dass ein Schiff keine merkliche Verbesserung meines Angstgeschehens bedeuten würde. Unser Urlaub führt uns daher an den Bodensee. Da kann er auch Wasser sehen, sofern der Nebel sich gelichtet hat. Herrlich. Weihnachten am Bodensee, bei Affenkälte, Schneetreiben oder wahlweise Regen, zudem noch zwei Hunde mit im Gepäck. Das spricht dafür, sehr erholsam zu werden für den armen Olaf. Das Schlimmste ahnt er noch gar nicht. Derart vorausschauend denken kann kein Mann: Er hat nun 8 Tage und Nächte eine Irre um sich herum. Zu Hause fällt ihm der Irrsinn nur streckenweise auf, da er die meiste Zeit des Tages bei der Arbeit verweilt.

Seine Liebe zu mir muss unerschütterlich groß sein. Anders ist es nicht zu erklären, dass er nach den Geschehnissen 24 Stunden *vor* Abfahrt die Reise mit mir überhaupt antritt. Ich bin das reinste Nervenbündel, hake Stunde um Stunde meine ellenlangen Listen ab, was ich alles einpacken muss, damit mein Überleben am Bodensee in unserer schönen Ferienwohnung gesichert ist. »Uli, wir fahren nicht ans Ende der Welt. Am Bodensee werden auch Einkaufsmöglichkeiten vorzufinden sein«, meint er, nachdem er meine Riesen-Proviantkiste entdeckt. Er weist mich zudem darauf hin, dass unser Auto kein LKW mit Anhänger sei, sondern eher ein Kleinwagen. Das hält mich nicht davon ab, weitere Kisten und Koffer zu packen: Decken für die Hunde, mein Kopfkissen (niemals ohne mein eigenes Kopfkissen), Medikamente für alle Verdachtsfälle der gängigen Krankheiten, Laptop (zum Abrufen der reichlichen Geburtstagsgrüße per Mail) usw. Im Flur stapelt sich ein ansehnlicher Haufen an Habseligkeiten. Ich vertraue auf meinen Mann. Im Bepacken von Autos würde ich dem männlichen Geschlecht einen Vorsprung gegenüber uns Frauen zusprechen. Das Vorhaben ist leicht physikalisch angehaucht, da man jeden Millimeter des Wagens planerisch vorausschauend dem richtigen Gepäckstück zuordnen muss. Er hat mich nicht enttäuscht: alles drin und sogar wir Menschen und Hunde haben noch Platz, auch wenn dieser leicht beengt ist. Die zwei Stunden an den Bodensee macht uns das Sitzen wie die Ölsardinen in der Büchse doch kaum was aus. Zumal unsere Reise durch einige Zwischenstopps unterbrochen wird: Ulis Pinkelpausen. Eine gute Gelegenheit auch für die anderen Ölsardinen, sich kurz die Beine zu vertreten. Die Strecke an den Bodensee ist super pinkelfreudig aufgrund vieler Parkplätze mit Toiletten, sofern man die Baustelle auf der A 81 in Höhe Böblingen endlich durchfahren hat. Dort geht's auch ohne Baustelle immer staulastig zu, was mir im Vorfeld große Sorgen bereitete. Damit ich auch für diesen eventuellen Notfall gerüstet bin, habe ich mir ein Pinkel-Notfall-Utensil eingepackt: ein kleines Schüsselchen. Ganz zur Not, aber wirklich nur dann, könnte ich da im Falle eines Staus während der Fahrt doch … Olaf droht mit Scheidung, als er von meinem Notfall-Plan erfährt. Das will ich natürlich nicht riskieren und plane meine Pinkelgänge daher generalstabsmäßig und gehe vorsichtshalber und vorsorglich pinkeln, sobald ein Klo erscheint. Selbst dann, wenn ich gar nicht muss. Sicher ist sicher.

Tag 1, 23.12., Ankunft:
Geschafft! Alle angekommen, keine Unfälle, keine Pinkel-Notfälle, fast keine Angstzwischenfälle. Unser Vermieter ist sehr nett, begrüßt uns freundlich und heißt uns herzlich

willkommen. Fussel sagt auf ihre Weise hallo und setzt gleich mal zwei Häufchen direkt vor die Haustür. Bei der Begehung der Wohnung folgt eine Pfütze mitten im Wohnzimmer. Wir dürfen unseren Urlaub trotzdem antreten.

Tag 2, 24.12.:
Keine nennenswerten Vorkommnisse. Obwohl, irgendwas war da doch? Ach so, mein Geburtstag. Völlig unwichtig in Anbetracht der Tatsache, dass ich morgens um 9 Uhr feststelle, dass unser Kühlschrank defekt ist und nicht das tut, was er soll: kühlen. Sehr vorteilhaft, wenn man Massen an Vorräten für den Fall einer Hungersnot oder eines Weltuntergangs am Tag zuvor darin gestapelt hat. Unser netter Vermieter hat Verständnis für meine Panik und schleppt einen Ersatz an. Dass dieser improvisiert im Flur stehen muss statt in der Küche, ist für mich kein Problem. Hauptsache, ich halte die Salmonellen von mir fern.

10 Uhr: Olaf schläft immer noch oder schon wieder. So genau kann ich das nicht sagen. Der Arme holt den ganzen Schlaf nach, den er wegen seines anstrengenden Jobs die letzten 12 Monate verpasste. Selbstverständlich ist mir die Gesundheit meines Gatten enorm wichtig, ich finde dennoch, dass er für seinen Erholungsschlaf vielleicht einen anderen Tag hätte wählen können als den heutigen.

11 Uhr: Lieber mal schnell das Laptop anwerfen, damit mir ja keine Glückwünsche entgehen. Nichts, rein gar nichts zu sehen. Vielleicht schlafen all die Gratulanten auch noch.

19 Uhr: Alle wichtigen und unwichtigen Menschen meines Lebens haben es endlich geschafft, ihre Glückwünsche loszuwerden. Zwei davon sogar per Telefon.

20 Uhr: Olaf schnarcht. Ich mache mir langsam Sorgen, ob ihn die Schlafkrankheit befallen hat.

20.15 Uhr: Im TV ist Weihnachten nicht zu leugnen. Da nützt mein ganzer Boykott nichts: Sissi Teil 1 + 2 ist angesagt. Die anderen Sender haben ebenso wenig Phantasie und bringen Filme, die bereits seit Jahrhunderten immer an Weihnachten ausgestrahlt werden. Vielleicht sollte ich lieber auch schlafen gehen.

Tag 3, 25.12.:
Sissi Teil 4 + 5, sonst keine Katastrophen.

Tag 4, 26.12.:
Bald hast du es geschafft Uli. Nur noch ein lächerlicher Tag, dann hast du 365 Tage Ruhe vor Weihnachten. Leider dringt dieses Signal nicht bis in mein krankes Hirn vor. Das hat im Gegensatz zu mir offenbar keinen Urlaub. Es arbeitet auf Hochtouren, schickt eine mittelschwere Depression, gepaart mit so ungeheuerlichen Katastrophengedanken, was lässig Stoff für den nächsten Science-Fiction-3-Teiler à la Roland Emmerich liefern würde.

Tag 5, 27.12.
7.30 Uhr, Nebel, minus fünf Grad: Das schreckt mich doch nicht. Schließlich habe ich Heilig Abend *und* Weihnachten überlebt. Also kommt ihr beiden Fellnasen, wir gehen nun Walken. Zerknitterte Augenpaare schauen mich an. Sie können meinen Elan nicht teilen und kommen nur unter größtem Widerstand mit.

8 Uhr, 10 Meter vor der Rückkehr ins Feriendomizil ereilt mich ein schrecklicher Unfall. Das Glatteis am heutigen Morgen ist beachtlich. Selbst meine teuren Turn-

schuhe können den Unfall nicht abwenden und ich rutsche aus. Dank meiner hervorragenden, blitzschnellen Reaktion kann ich den Aufprall auf meinen Allerwertesten lenken und erspare mir dadurch ein Gipsbein oder -arm.

12 Uhr, Ausflug ins nahe gelegene Wildgehege. Der Überlebenskampf geht weiter. Ich entgehe nur knapp dem Angriff eines Hirsches. Der kann mich nicht leiden, dabei stehe ich ganz freundlich vor dem Zaun und erzähle ihm gerade, wie traurig es ist, ein Christkind zu sein. Der Zaun hält seinen Angriffen glücklicherweise stand, sodass ich zum nächsten Gehege aufbrechen kann. Die Wildschweine interessiert das Christkind auch nicht. Sie haben es nur auf das Futter in meinen Händen abgesehen.

18 Uhr, auch am Heimatort gibt es Schwerverletzte. Unser lieber Freund, der sich netterweise bereit erklärt hat, während unserer Abwesenheit zu Hause unser gefährliches Raubtierrudel mit Futter zu versorgen, hat sich den Zeh gebrochen. Auto fahren ist nicht mehr. Raubtiere (in unserem Falle vier Katzen) haben jedoch trotzdem Hunger. Ein schwer wiegendes Problem, das mein Christkind-Problem plötzlich ganz klein erscheinen lässt. Entweder, wir finden einen neuen Raubtierdompteur oder wir müssen den Urlaub abbrechen. Wir finden einen anderen Freiwilligen zur Bewältigung dieser Aufgabe und dürfen weiter den Nebel am Bodensee genießen.

Tag 6, 28.12.
12 Uhr, mein Gatte hat Appetit auf Pfannkuchen. Ich erfülle ihm gern alle Wünsche, wo er doch auf Sonne, Strand und Meer verzichten musste. Leider ist die hiesige Pfanne unbrauchbar. Der Teig wartet aber in der Schüssel bereits auf Zubereitung. Ich wäre nicht Uli, wenn ich

nicht Meister im Improvisieren wäre. Ich backe die Pfannkuchen in einem großen Topf. Funktioniert und schmeckt hervorragend. Zum Nachtisch gestatte ich ihm ganz alleine (ich bin doch nicht bescheuert und gehe auf ein Schiff!) eine Fahrt auf seinem heiß geliebten Schiff. Im speziellen Fall handelt es sich zwar nur um eine Autofähre von Meersburg nach Konstanz, Wasser kann er da aber auch sehen, zumal der Nebel heute etwas über dem Wasser liegt. Ich weiß halt, wie man Männer glücklich macht.

Tag 7 – Heimkehr und Ankunft im trauten Heim:

1. Wir brauchen dringend Urlaub, so eine Reise an den Bodensee gleicht einem Survival-Training.
2. Mein Mann kann mich trotz Hardcore-Uli-Piepvogel-24-Stunden-Vorführung immer noch leiden. Liegt sicher an den Pfannkuchen und dem Schiffsausflug.
3. Ich strebe an, gleich im neuen Jahr einen Termin mit Anne zu vereinbaren, um mein Geburtstags-Weihnachts-Trauma aufzuarbeiten.

Denn es nützt einfach alles nichts. Selbst mein diesjähriger Weihnachtsboykott durch Flucht an den Bodensee kann Weihnachten und das damit einhergehende Geburtstagstrauerspiel nicht von mir fernhalten. Üblicherweise hat Anne für alles einen passenden Therapievorschlag in petto. Sollte dem nicht so sein, hilft nur noch eines: dem Christkind einen bittenden Brief zu schreiben und eine Abschaffung von Weihnachten zu beantragen.

Und was sagt die Therapeutin dazu?

Was hier so locker, flockig klingt, ist harte Arbeit! Wie das? Uli hat sich kilometerweit von ihrer sicheren Höhle, ihrem Zuhause entfernt und sich damit für sie ungeahnten Gefahren, Unberechenbarkeiten und Unsicherheiten (das ist natürlich Ulis Wahrheit) ausgesetzt, und das bedurfte einer gründlichen Vorbereitung. Ulis Glaubenssatz war lange Zeit: »In meiner Höhle bin ich sicher, die Welt da draußen ist böse und gefährlich.« Zu erläutern, warum sich dieser Glaubenssatz in Uli so gefestigt hat, würde hier zu weit führen und ist für die Problemlösung auch nicht von Bedeutung.

Wichtig ist hier, wie auch bei Problemstellungen mit anderen Klienten, wie schaffen wir es (Klient und Therapeut) im Hier und Jetzt, Lösungen für die Problematik zu finden. Das Ganze klingt erst mal sehr kognitiv. Diese Methode wurde meist schon erfolglos vom Klienten alleine erprobt, bis er sich entschließt, eine Fachkraft aufzusuchen. Die Klienten kommen, weil sie mit ihrem Latein am Ende sind. Sie erhoffen sich vom Therapeuten neue Impulse. Oft kommen Klienten mit der Vorstellung zum Therapeuten, er solle doch gefälligst »das da« (die Angst, die Panik, die Depression usw.) weg machen! Die Erkenntnis, dass er diese Arbeit an sich selber mit Unterstützung des Therapeuten leistet, ist oft ernüchternd und überraschend. Aber sie fördert seine Eigenverantwortung und Selbständigkeit und damit letztendlich sein Selbstbewusstsein. Doch konzentrieren wir uns hier wieder auf Uli. Sie ist in ihrem Korsett, die heimische, geborgene, schützende Umgebung nicht zu verlassen, wie eingeschnürt. Natürlich hat es kurzfristig den Vorteil, dass sich ihre Angst in Grenzen hält. Aber dauerhaft verhindert die Angst persönliches Wachstum, ganz zu schweigen von Freiheit, Spontaneität und Lebensfreude wie es ein Urlaub normalerweise verspricht. Uli bremst sich sozusagen mit ihrem Korsett selbst aus. Aber wie bereits erwähnt, das Wissen um diese Tatsache löst nicht das Problem. Es muss also eine neue Komponente hinzukommen. In diesem Fall habe ich mich in die Rolle des »advocatus diaboli« versetzt und Ulis selbstschädigende Denk- und Verhaltensweisen ad absurdum geführt, sodass wir gemeinsam darüber lachen konnten. Voraussetzung ist immer eine wertschätzende, liebevolle Grundhaltung. Diese Methode geht auf Frank Farrelly zurück, der die Provokative Therapieform entwickelt hat. Es handelt sich laut Noni Höfner, der Leiterin des Instituts für Provokative Therapie in München, um eine »emotionale Verhaltenstherapie mit kognitiven Elementen«. Bei Uli habe ich versucht, ihre Stärken hervorzuheben, indem ich durch »unverschämte« Bemerkungen ihren Widerstand hervorlockte. Unter anderem habe ich Uli in einer vorangegangenen Sitzung damit liebevoll provoziert, indem ich ihr sagte: »Natürlich Uli, du bist viel klüger als alle anderen und weißt natürlich instinktiv, dass so ein »armes, kleines Hascherl« (Uli bezeichnet sich gerne selber so) am besten an Heim und Herd aufgehoben ist. Die raue Welt da draußen ist absolut nicht das richtige für so ein elfenhaftes, zartes Wesen!« Zum allgemeinen Verständnis: Ich persifliere hiermit auf humor- und liebevolle Art die selbstschädigenden Annahmen und Verhaltensweisen Ulis, um ihren Widerstand zu provozieren. Die erste Reaktion nach so einer Aussage ist immer die Verwirrung, abzulesen im

Gesicht des Klienten. Dann folgt meist der Widerstand, hier Uli: »Na ja, so schlimm ist es ja nun auch wieder nicht bei mir«. Ich setze noch eins drauf, augenzwinkernd: »Doch Uli, bei Ihnen kommt ja noch das Blonde dazu, den Blondinen sagt man nicht zu Unrecht gewisse Dinge nach, und damit verdoppelt sich bei Ihnen natürlich Ihr Dilemma!« Da ich selber blond bin, kann ich das natürlich gefahrlos sagen, ich gebe dann noch einen Blondinenwitz zum Besten, und spätestens an dieser Stelle lachen wir beide herzlich. Der Knoten ist geplatzt, und Uli kann nun auf Suchprozesse gehen. Und wie sie sich urlaubstechnisch entschieden hat, ist aus obigem Kapitel zu entnehmen.

11. Eine neue Therapieform: A-A-Therapie

Angstkonfrontation kann sogar Spaß machen

Listen können im Leben furchtbar hilfreich sein. Sie strukturieren unser Gedankengut und halten uns beispielsweise beim Einkaufen davon ab, Wichtiges zu vergessen und Unnützes mit nach Hause zu schleppen. Auch bei der Bewältigung von partnerschaftlichen Engpässen wird einem als Frau durch eine klare »Pro-und-Contra-Liste« umgehend deutlich, ob man seinen derzeitigen Lebensabschnittspartner weiterhin verehren oder doch lieber in die Jagdgründe der Ex-Partner schicken soll. Ich muss sicher nicht erwähnen, dass ich eine solche spezielle Liste bei meinem besten Ehemann der Welt nicht nötig habe – der Platz für die Pro-Seite würde niemals ausreichen …

Total lustig finde ich dagegen die Freundeslisten bei facebook. Wie schön. So viel Liebe herrscht auf der Welt, denn irgendwie sind doch alle miteinander befreundet und teilen sich täglich mit, ob sie ihren Kaffee gerade schwarz oder mit Milch trinken. Oder wann sie zu Bett gehen, wieder aufstehen, wann sie Zähne putzen und mit welcher Zahnpasta, wie sich der letzte Toilettengang anfühlte und vieles mehr. Da ich mich mit solchen neumodischen Erscheinungen etwas schwer tue, bleibt mir leider verborgen, was Freund Nummer 597 heute über seinen Nasenausfluss zu berichten hat.

Ich halte mich viel lieber an die alt hergebrachten Dinge, die da wären: ein Blatt Papier und einen Stift. Mit beiden Gerätschaften beginne ich in diesem Moment mit meiner neuen Liste:

Was ich mir im neuen Jahr vornehme.
Da das Jahr schon wieder vier Wochen alt ist, muss ich mich wirklich ranhalten. Nicht, dass ich meine Vorsätze aus Zeitmangel dann nicht mehr einlöse. Ich rauche nicht, ich trinke nicht (der Fingerhut voll Kirschlikör vor ca. acht Wochen war absolute Ausnahme!), ich habe bereits eine Bikinifigur, eine Diät daher glatte Zeitverschwendung. Was soll sich also eine Frau wie ich, die damit fast perfekt ist, eigentlich noch vornehmen?

1. Einen Bestseller schreiben (man soll ja nicht so kleinlich sein mit den Vorsätzen)
2. Nutella-Entzug (ein halbes Glas ausgelöffeltes Nutella in zwei Tagen – und das bei einem Behältnis mit 20 Prozent mehr Inhalt – geht wirklich zu weit. Bikinifigur hin oder her!)
3. Einen Elefanten streicheln
4. Jeden Tag eine verrückte Tat (kommt mir irgendwie bekannt vor. War da nicht was?)
5. Auf einer Theke tanzen

Was Punkt 5 angeht, bin ich übrigens absolut unschuldig, dass dieses Vorhaben im vorigen Jahr noch nicht erfüllt werden konnte und somit auf das jetzige verschoben werden musste. Ich wollte das gleich direkt nach dem Anne-Albtraum machen, ehrlich. Was kann ich dafür, wenn an besagtem Samstag keine geeigneten Partys stattfanden und ich die ca. 45 restlichen Samstage des vergangenen Jahres nun wirklich keine Zeit hatte. Ich musste entweder Marathon laufen üben oder kranke, alte Ulis ermorden oder ähnlich wichtige Dinge erledigen (Piepmatz im Ohr: »Blödsinn, alles Ausreden, der wahre Grund ist: Du bist ein absoluter Versager. Die Ermordung fand werktags statt und Marathon gelaufen bist du kein einziges Mal an einem Samstagabend zur besten Partyzeit. Des Weiteren weißt du ganz genau: Tanzen kannst du sowieso nicht, außerdem machen anständige, brave Ulis keine Thekentanzereien, pfui.«)

6. Sofort das Telefon in die Hand nehmen und Annes Nummer wählen!

Wie gut, dass Anne einen Ausfall hat. Der verhilft mir zu einem unsagbar schnellen Treffen gleich morgen Vormittag. Ich erwähne beim Telefonat nebenbei noch, dass sie zu unserem Termin bitte genügend therapeutische Waffen bereitlegen soll. Am besten solche, die mehrfach ermordete piepende Küken im Ohr ausnahmslos und endgültig eliminieren können. Meine Tonlage lässt keinen Zweifel darüber aufkommen, dass ich mich dieses Mal mit Larifari-Ermordungsvorschlägen ihrerseits nicht abspeisen lassen werde und sie schon heftigere Geschütze auffahren muss. Schließlich sind es nur noch läppische drei Monate bis Ostern. Bis dahin müssen die Dinger wirklich extrem tot sein, da ich keinesfalls einverstanden bin mit einer eventuellen Oster-Auferstehung des Vogel-Clans. Ich bin nämlich ganz der Meinung, dass zwei Jahre erbitterter Kampf gegen diesen Piepmatz im Ohr – begleitend gecoacht durch Hypnose-Zauberqueen Anne – lang genug sind und ich daher auf einen sichtbaren Erfolg bestehe. Sofort! O.k., ab morgen dann eben.

Über Nacht hat Petrus eine leichte Wetteränderung in Süddeutschland veranlasst. Schwaben versinkt in weißer Schneepracht. Schnee ist schon was Schönes, vor allem, wenn man morgens um 5 Uhr durch pflichtbewusstes Schneeschippen des Herrn Nachbarn geweckt wird. Um 6 Uhr schippt er immer noch. Ich schwinge also lieber mal meine Beine aus dem Bett und will mir die sechs Meter Neuschnee anschauen. Es muss sich um mindestens diese Menge handeln. Anders kann ich mir 60 Minuten Schippen eines nachbarschaftlichen Straßenabschnittes von ca. fünf Quadratmetern nicht erklären. Es sind nur 30 Zentimeter. Auf Nachbars Fleckchen Straße liegt kein einziges Flöckchen mehr. Das schippt er nämlich sofort nach Niedergang auf dem Erdreich weg. So lobe ich mir die Schwaben, immer schön gesetzestreu im Einsatz. Herr Nachbar wird heute vermutlich noch lange gegen den Schnee kämpfen, wenn er jedes winzige Flöckchen umgehend nach Landung auf dem Asphalt entfernen will. Es schneit nach wie vor und sieht nicht danach aus, als ob sich daran bald was ändern wird. Ein ungleicher Kampf – er tut mir fast leid, der arme Mann.

Mein Auto ist in läppischen drei Minuten von Petrus weißem Geschenk freigelegt. Herrlich, nicht mal die Scheiben sind gefroren. Ich schwinge mich erstaunlich gut gelaunt, mit Handtasche und Liste fürs neue Jahr bewaffnet, hinters Lenkrad und sehe der Zukunft trotz aller Widrigkeiten sehr positiv entgegen. Als mein Gefährt über Nachbars fünf Quadratmeter schneefreien Straßenabschnitt rollt, winke ich ihm freundlich zu. Und frage mich dabei insgeheim, ob ich ihm kurz Annes Telefonnummer durchs Fenster reichen soll, damit sein seelisches Gleichgewicht beim nächsten Schneefall wiederhergestellt ist. Oder zumindest bis zum nächsten Winter.

Anne empfängt mich freundlich wie immer und lächelt mich erwartungsvoll an. Ihr wird das Lachen sicher noch vergehen. Ich werde so lange auf meinem Sessel sitzen bleiben, bis sie ihre geheimen Spezial-Waffen rausgerückt hat. Zur Not könnte ich meinen Sessel-Streik mit einer kleinen Erpressung stützen: Bezahlung nur gegen Erfolg. Sie hat also gar keine Wahl. Heute oder nie! Ich will endlich die psychologischen Geheimwaffen sehen, die meine Ängste (= Piepmätze) wegzaubern, ähm, plattmachen – sonst gibt es einen Aufstand. Da soll noch mal einer sagen, ich wäre nicht zielstrebig.

Am Ende der Stunde sind wir am erklärten Ziel angelangt. Gut für Anne. Unsere in beiderseitigem Einvernehmen auserkorene Waffe heißt: A-A machen. Wenn man es allerdings genau betrachtet, hat gar nicht sie das A-A-Machen aus dem geheimen Ärmel geschüttelt, sondern ich. Es ist *meine* Erfindung. Anne hatte lediglich die Grundidee, ich als Kreative (für irgendwas muss mein berufliches Know-how ja zu gebrauchen sein) war für die äußerst subtile Verfeinerung und Abwandlung in Richtung A-A zuständig. Und das in einer einzigen lächerlichen Stunde. Was für eine Meisterleistung! »Tschüss Anne, ich geh dann gleich mal zum Lidl A-A machen«, verabschiede ich mich von meiner Lieblings-Therapeutin, auch wenn ich nach wie vor finde, sie könnte meine Ängste doch auf andere zauberhafte Art ohne A-A-Machen oder sonstige beschwerliche Aktionen meinerseits einfach *wegzaubern*. Wozu ist sie denn sonst Hypnose-Therapeutin!?

A-A-Machen beim Lidl geht eigentlich ganz einfach – man muss nur wissen wie. Ich laufe dort ein und versuche nicht daran zu denken, dass ich Angst habe. Auch nicht daran, wie schrecklich das Obst an der Obsttheke leiden würde, wenn sich mein Mageninhalt eventuell darüber verteilt. Ein bisschen flau in der Magengegend ist mir nämlich schon. Ein Blick nach links an die Kassen verstärkt die Symptomatik um ein Vielfaches, denn es ist wieder mal nur *eine* geöffnet, vor der sich ca. 10 Menschen die Füße in den Bauch stehen. Magen und Hirn unterhalten sich, ein wahres Drama spielt sich unter den Zweien ab, in dem sich beide absolut einig sind: *Flucht*! Unmöglich kann Uli hier im Lidl bleiben, das ist vieeel zu gefährlich: verkotztes Obst, nur eine geöffnete Kasse, sooo viele Menschen hier, langes Warten, daher sofort die Biege machen und um dein Leben rennen! Ein klitzekleines Eckchen meines Hirns erinnert sich zwischendurch an mein ursprünglich geplantes Vorhaben: A-A-Machen. Ich tüftle zunächst folgenden Schlachtplan aus (falls das A-A-Machen nicht so klappt, wie ich will). Ich bleibe zunächst einfach hier in der Nähe des Flaschen-Rückgabe-Automaten stehen. Der streikt komischerweise immer nur dann, wenn *ich* ihn mit leeren Plastikflaschen fülle. Er ist super platziert: genau einen Meter neben dem Ausgang. Sehr angstfreundlich. Zudem habe ich von diesem Standort aus einen hervorragenden Überblick über die Kasse und die hoffentlich bald schwindende Menschenmenge. Da ich jung (man soll doch nicht lügen, Uli!!) und zudem zwischenzeitlich auch bestens durchtrainiert bin, könnte ich wie folgt vorgehen: Bei Reduktion der Kassenschlange auf max. einen Wartenden in 3,5 Sekunden durch den Lidl hechten und lediglich die überlebenswichtigen Dinge zusammenraffen. Den Rest kann Olaf dann ja irgendwann holen. Das müsste in der Zeit zu schaffen sein. Im Schnell-Zusammenraffen und danach Schnell-Richtung-Kasse-Spurten bin ich sowieso Meister. Da ich eigentlich aber A-A-Machen will, atme ich einmal tief durch und gehe in langsamen Schritten voran in die Höhle des Löwen = in die Tiefen des Lidl. Vorbei an den Haferflocken, danach folgt das Regal mit Marmelade, Honig und … *Nutella*! Nein Uli, deine Hand bleibt schön am Einkaufswagen kleben und holt kein Nutellaglas aus dem Regal. Auch wenn es immer noch die 20 %-Aktion gibt mit mehr Inhalt fürs gleiche Geld. Nein, Vorsatz 2 der Liste für dieses Jahr wird durchgezogen. Ich erhöhe meine Geschwindigkeit kurzzeitig, um schneller weiterzukommen – weg vom Nutella, hin Richtung Kühlregal. Mein Herz klopft ziemlich, das flaue Gefühl in der Magengegend fühlt sich immer noch arg flau an. Als ich linker Hand das Obstregal sehe, muss ich plötzlich lachen. Wie war das mit den »Kotzbröckele« auf dem Obst? Was mir vorhin noch Angst machte, versetzt mich nun in große Albernheit. Kein Wunder, ich bin schließlich dabei, A-A zu machen. Und so stelle ich mir vor, wie die Bananen mit meinen Kotzbröckele wohl aussehen würden. Oder die Tomaten. Eine Dame neben mir greift nach dem Brokkoli und schaut mich komisch an. Vermutlich gebe ich ein seltsames Bild ab, wie ich da vor den Tomaten stehe und lache. Um dem Ganzen eins obenauf zu setzen, frage ich sie: »Was schauen Sie denn so? Noch nie was von A-A-Machen im Lidl gehört?« Die Dame springt entsetzt zur Seite, greift hektisch nach ihrem Einkaufswagen und flüchtet. Ob sie wohl auch an Angstzuständen leidet?

Und schon bin ich mittendrin in meiner »**A**ufregenden-**A**benteuer-Therapie« (Kurzform A-A).

Diese Therapieform ist eine Neuerfindung von Anne und mir und gerade mal ca. 30 Minuten alt. Eine recht junge Therapie also, allerdings von großem Nutzen, wie man beim ersten Probelauf sehen kann. Angstbesetzte Frauen wie ich stürmen trotz Piepmätzen im Ohr den Lidl, verzichten auf ihre sonst angewandte Schnell-Raff-Aktion, sondern stehen lachend vor den Tomaten und amüsieren sich köstlich. Meiner Phantasie ist es zu verdanken, dass der Einkauf damit zum regelrechten »Abenteuer« wird.

Wo tolle Abenteuer geschehen, ist kein Platz mehr für Angst. Daher überlege ich sogleich, was ich nun anstellen könnte. Plötzlich kommt in großer Geschwindigkeit ein älterer Herr von rechts samt Einkaufswagen in meinen Haupt-Lidl-Gang abgebogen. Wir bauen beinahe einen Unfall. Ich nehme das zum Anlass, den Herrn nach seiner Meinung zu fragen: Gilt hier nun rechts vor links oder habe ich Vorfahrt, weil ich mich auf der »Hauptstraße« des Lidl befinde? Er lacht, ich auch. Ach, einkaufen kann so lustig sein. Kaum zu glauben. Da bleibt wirklich keine Zeit mehr für eine läppische Angstattacke. Nach weiteren drei »Abenteuern« habe ich alles im Einkaufswagen liegen, was ich benötige, und steuere zur Kasse. Da ich mich zwischenzeitlich enorm entspannt fühle, jucken mich die Massen auf dem Kassenband der drei Großfamilien vor mir kaum. Ich vertreibe mir die Wartezeit damit zu überlegen, was man wohl mit zwölf Bechern saurer Sahne anstellt. Zehn Käsekuchen backen vielleicht? Ich will gerade die gestresste Mutter danach fragen, die hektisch versucht, die Becherchen samt 20 Tüten Milch und zehn Pack Klopapier schnellstmöglich in den Einkaufswagen zu schmeißen, damit die Kassiererin wieder Platz hat, die nächsten Großpackungen über das piepsende Kassen-Dingsda zu ziehen, ohne dass ein Stau entsteht. Was sich leider alles etwas schwierig gestaltet, da Frau Mama nebenbei noch fünf Kinder im Vorschulalter bändigen muss. Ich bin wirklich froh, dass ich nur Angst habe und keine fünf Nachkömmlinge.

Ich beschließe mein A-A-Machen im Lidl mit einer ungeheuerlichen Tat. Ich lasse dem Mann hinter mir den Vortritt. Der Arme hat lediglich ein Brötchen und Apfelschorle im Gepäck und schaut sehr verzweifelt drein. »Jeden Tag eine gute Tat«, quatsche ich ihn an. »Wie, was?«, fragt er erstaunt? Ich denke, er ist es nicht gewöhnt, von jungen, hübschen (oh, oh, jetzt werde ich aber übermütig) Frauen angesprochen zu werden. Ich antworte ihm, ob er noch nie etwas von Pfadfindern gehört habe. Deren Motto wird er doch wohl kennen. Er bejaht. »Na also, gehen Sie schon vor. Damit habe ich meine gute Tat für heute vollbracht.« Der Apfelschorle-Mann lacht sich scheckig, die Kassiererin ebenso. Nur die junge Mutter, die endlich alle Waren bezahlt und wieder im Einkaufswagen beisammen hat und gerade ihre Kinder durchzählt, kann unseren Humor nicht teilen. Sie wirkt nach wie vor enorm gestresst.

Ich kann es kaum glauben. Niemals in meinem ganzen Leben habe ich bisher jemanden an der Kasse vorgelassen. Vielmehr habe ich meinen Platz stets unter Einsatz meines Lebens verteidigt und jede Sekunde bibbernd darauf hin gefiebert, dass ich endlich dran bin und damit aus der Gefahrenzone rauskomme. Und nun so was. Es wäre also wirklich an der Zeit, schnellstens nach Hause zu fahren, einen Stift in die Hand zu nehmen und meine Liste *»Was ich mir im neuen Jahr vornehme«* um Punkt 7 zu ergänzen: Ganz viel A-A-Machen – überall und ständig quasi!

Ihr lieben Therapeuten der Welt: Vergesst eure bescheuerte Konfrontations-Therapie, die ist so was von veraltet und zudem unwirksam. Jedenfalls bei mir. Setzt bei euren armen Patienten künftig lieber die A-A-Methode ein. Sie wurde von einem Profi (Entschuldigung Anne, von zwei Profis natürlich) erfunden und auf ihre Wirksamkeit in der Praxis geprüft. Die Ergebnisse des Langzeittests könnt ihr gern bei den Erfindern in einigen Monaten schriftlich anfordern. Nebenwirkungen: keine bekannt. Außer tränende Augen oder schmerzende Bäuche vom Lachen.

Und was sagt die Therapeutin dazu?

Eine besondere Herausforderung für Menschen mit Zwangs-, Angst- und Panikstörungen ist immer wieder die Konfrontationstherapie. Obwohl kognitiv, also rein verstandesmäßig gesehen, den Klienten sehr schnell einleuchtet, dass die Anwendung dieser Methode (sich mit den Angst auslösenden Situationen zu konfrontieren) ihre Angst langfristig reduzieren und letztendlich auflösen kann, ist die Hemmschwelle für manche fast unüberwindlich. Allein diese Tatsache zeigt uns, dass der Verstand für die Bewältigung der Problematik nicht ausreicht.

Mir hat meine Praxiserfahrung sehr schnell gezeigt, dass die kognitive Umstrukturierung um eine emotionale Umstrukturierung erweitert werden muss. Besonders Uli ist dafür ein Paradebeispiel. Nach ihrem hohen Therapeutenverschleiß mit beständigen Konfrontationsvorschlägen seitens der Kollegen wählte ich deshalb eine Kombination von klinischer Hypnotherapie und Provokativer Therapie (PT). Spätestens an dieser Stelle muss ich erwähnen, dass ich mit der Zunahme an Praxisjahren zu provokativen Elementen in Kombination mit Humor übergangenen bin, weil

1. es meinem Naturell sehr gut entspricht,
2. die Effektivität dieser Methode von Seiten des Klienten schnell rückgemeldet wird,
3. das therapeutische setting locker, amüsant und unterhaltsam für beide wird,

ohne dass ich gezielt nach einer Ausbildung in PT therapiert habe. Erst viel später, nach einem Seminar in PT, fiel es mir wie Schuppen von den Augen, dass ich intuitiv Elemente dieser Methode eingesetzt habe.

Zurück zu Uli: Bei ihrer speziellen Aversion allein gegen das Wort Konfrontationstherapie konstruierte ich während der Hypnoreise plastisch und überzeichnend, was Uli am meisten befürchtet, dass sich ihr Mageninhalt in der Öffentlichkeit ergießt. Ulis Phantasie kam mir dabei sehr gelegen, sie lieferte mir in einer Arbeitstrance* jede Menge Bilder, die es mir ermöglicht haben, dieses Horrorszenario absurd zu überspitzen. Dadurch war das mentale Erleben so grotesk, dass es schon wieder komisch war.

Auf diese Weise machte ich mich während der Hypnoreise zum Verteidiger (»advocatus diaboli«) ihrer »Schwächen und ihrer Angst«. Ich schmückte aus, wie frei und lustig es sein kann, mit diesen ihren »Behinderungen« zu leben, wenn sie dazu steht und es aller Welt zeigt. Zusätzlich erwähnte ich, wie vorteilhaft es sein kann, diese Angst unbedingt beizubehalten und zu pflegen, denn damit träfe sie immer auf Verständnis und Mitgefühl ihrer Mitmenschen: »Die arme Uli: So gestraft vom Schicksal!« Am Ende der Stunde meinte sie gut gelaunt und immer noch lachend: Das ist ja eine »Aufregende Abenteuer-Therapie«. Und damit war Ulis emotionale Umstrukturierung nebst neuer Wortfindung geboren und konnte nun weiter gedeihen. Und wie wir sehen, bot Lidl dafür den idealen Nährboden!

* *Die Trance ist gerade so tief, dass der Klient sich mit mir währenddessen unterhalten kann, mich sozusagen mitnimmt in seine Vorstellungswelt.*

12. Angstfrei – aber bitte schön nicht perfekt!

Die Verlockungen des Krankheitsgewinns

Frühzeitig Vorkehrungen für wichtige Ereignisse zu treffen, ist in der heutigen Zeit unabdingbar. Zum Beispiel das Nutellaglas immer sehr gut im Auge zu haben, damit auch wirklich lückenlos vor dem letzten Löffel wieder Nachschub im Hause ist. Was heißt, dass ich den Zeitpunkt des Nachkaufs sehr gut planen muss, da dieser Tatbestand unverhältnismäßig schnell und überraschend eintreten kann. Sollte dies an einem Sonn- oder Feiertag geschehen, wäre das unverzeihlich. Und sicher kaum auszuhalten für meinen Gatten. Eine verrückte Ehefrau auf Nutellaentzug ist unberechenbar.

Doch auch andere elementar wichtige Vorkommnisse werfen ihre Schatten voraus und müssen clever durchdacht und vorbereitet werden. Ich sag nur: Bestseller. Der Bestseller an sich muss natürlich nicht mehr geplant werden. Schließlich neigt sich das Schreiben des Buches dem Ende zu und es steht außer Frage, dass ich mit Anne nach Veröffentlichung damit umgehend auf Platz 1 der Bestsellerliste landen werde. Der Presserummel bei solchen Dingen ist nicht zu unterschätzen. Also lieber mal vorher den Umgang mit den Pressemenschen üben, um für den gigantischen Ansturm in naher Zukunft gewappnet zu sein. Professionelles Auftreten als VIP ist alles. Ich sollte vorher aber unbedingt noch mal zum Friseur. So zerzaust, wie ich derzeit aussehe, kann ich unmöglich die roten Teppiche der Welt betreten.

Redakteur Andreas von der hiesigen Tageszeitung ist

meine Frisur relativ egal. Rote Teppiche gibt's dort in der Redaktion leider auch nicht, aber ein Klo. Das ist echt wichtig. Fussel findet es bei Andreas auch toll, sie ist als Hauptattraktion unseres heutigen Pressetermins ebenso zugegen und versteht meine Aufregung nicht. Kein Wunder, sie hat ja auch keinen Piepvogel wie ihr Frauchen. Daher bin ich bereits Stunden vorher nervös und versuche mich mit diversen homöopathischen Globuli zu beruhigen. »Fussel, jetzt schau nicht so verwundert, wir müssen zur *Presse*, findest du das nicht megaaufregend? VIP Fussel mit baldiger VIP Uli kurz vor einem wichtigen Interview. Da kann man doch nur weiche Knie bekommen.« Fussel versteht kein Wort von dem, was ich ihr zwischen zwei Globuli-Gaben erkläre. Als ich jedoch ihre Leine hole, versteht sie mich sofort prächtig: Es geht los – wohin auch immer. Aber Fussel ist es im Gegensatz zu mir total schnuppe, wohin es geht. Auf die Wiesen, in den Wald, in die Stadt, ins Auto, in den Flieger, nach New York oder London: Ihr ist alles Recht, sie findet ausnahmslos alles toll. Was man von mir nicht behaupten kann. Glücklicherweise befindet sich die Redaktion relativ angstfreundlich unweit meines sicheren Bunkers. Mit dem Auto ein Klacks und ohne Pinkel-Zwischenstopp für mich zu schaffen. Parkplätze gibt es in der Nähe ebenso genügend, obwohl Andreas mitten in der Stadt sein Journalisten-Domizil hat. Jetzt muss nur noch einer frei sein. So nah wie möglich natürlich, das muss ich wohl nicht extra erwähnen. Als ich an besagtem riesengroßen Parkplatz ankomme, sehe ich reichlich Lücken, die ich allerdings keinesfalls nutzen werde. Ich bin doch nicht verrückt und parke 20 Meter weiter weg als nötig! So was macht eine Angstpatientin niemals. Also kurve ich inzwischen das 5. Mal im Kreis und rede mir beruhigend zu, dass meine Chance heute noch kommen wird. Ein Blick auf die Uhr besagt, dass wir auch erst sieben Minuten zu spät dran sind. Andreas wird sicher Verständnis haben. Beim 6. Umrundungsversuch ist es dann so weit. Ein Auto verlässt soeben seine Parklücke. Und zwar aus so einer, die absolut beinahe unmittelbar vor den Treppen liegt, die Fussel und mich direkt zu Andreas führen. Leider befinde ich mich mit meinem Auto aber noch auf der falschen Parkplatzseite, was in etwa heißt, dass mich eine ganze Umrundung vom Sieg (= Parkplatz) trennt. Ich überlege kurz, ob Olaf schon jemals was davon erzählt hat, dass es auf einem Parkplatz Geschwindigkeitsbegrenzungen einzuhalten gibt. Ich kann mich nicht an derlei erinnern. Und wenn es einer wissen müsste, dann ja wohl er als alteingesessener Fahrschulinhaber. Zudem sehe ich kein Schild, das mir meine Rennfahrerambitionen verbieten würde. Lediglich auf die Fußgänger rechts und links neben mir sollte ich vielleicht achten. Da aber keiner von denen Anstalten macht, die Fahrbahn überqueren zu wollen, rase ich von 0 auf 100 in 3 Sekunden (oder eben halt das, was unser Smart hergibt) bis zum Ende des Parkplatzes. Mit quietschenden Reifen noch kurz eine 180-Grad-Kurve à la Vettel umfahren, um endlich auf der entgegen gesetzten Rennbahn-Seite zielgenau auf *meinen* freien Parkplatz zuzusteuern. Eine Vollbremsung mit einem leichten Schwenk nach links vollendet mein Werk: Auto eingeparkt. Fussel, komm, wir können gehen. Nur kurz die paar Treppen hier hoch, und da wären wir. Andreas begrüßt uns freudig. Wir ihn auch. Vor allem Fussel, ich bin leider noch etwas außer Atem. Da Andreas äußerst genau über meinen Piepvogel Bescheid weiß, erkundigt er sich umgehend nach meinem Befinden. Ich gebe zu, zwischendurch (also noch bevor wir auf Parkplatzsuche waren) musste ich das ein oder andere leichte Unwohlsein-Gefühl im Auto über mich ergehen lassen. Gemeinsam mit dem Gedanken, vielleicht doch wieder umzukehren und auf meine VIP-Presse-Bestseller-Vorübung lieber doch zu verzichten?

Da mich aber Fussel während der ganzen Fahrt so bittend anschaute, hatte ich quasi keine andere Wahl. Sie hätte mir das nie verziehen …

Da Andreas Fussels Hundesprache so schlecht versteht, stehe ich als Interviewpartner und Dolmetscher zur Verfügung. Dieser Hund ist bekannt wie ein bunter Hund hier in der Region. Sie wird ständig auf offener Straße erkannt. Man kann sich mit ihr wirklich kaum mehr irgendwohin trauen. Ich erzähle Andreas also das Neueste, was es von Fussels Tierschutzverein zu erwähnen gibt. Was wiederum so interessant ist, dass es die Bürger hier auch erfahren sollten. Reportage damit gesichert. Zum Abschluss suche ich kurz die Toilette auf (ich kann kaum glauben, dass ich es bis zum Ende des Interviews *ohne* Klogang geschafft habe), schnappe mir meinen Hund, der gern noch länger bei Andreas verweilt wäre, und sage tschüss.

Mit sehr viel Stolz im Leibe fahre ich mit meinem Hund wieder nach Hause. Zum Abschluss bin ich mir sicher, nun bestens gewappnet zu sein, den nächsten und schon anstehenden Pressetermin in zwei Wochen mit Annabell ebenso hervorragend zu meistern. Ich steigere mich langsam, aber stetig: Annabell ist Redakteurin der nächst größeren Zeitung im Vergleich zur lokalen hier. Doch auch dieser Termin hat wieder mal nur *ein* Thema: Fussel. Da ich sie trotz hohem Bekanntheitsgrad nach wie vor nicht allein auf die Pressemenschen loslassen kann (wegen möglicher Verständigungsprobleme), muss ich wohl oder übel erneut als Dolmetscherin fungieren. Fussel muss ja nicht wissen, dass ich sie und ihre Aktivitäten bezüglich Medienrummel eigentlich als Vorübung für meinen in naher Zukunft eintretenden Medienansturm missbrauche …

Mein Geist, aber vor allem mein Körper haben aber wohl andere Pläne mit mir. Bereits am nächsten Tag (noch 13 Tage bis zum Pressetermin 2) suchen mich unerklärliche Symptome heim. Da mein Körper hier oftmals etwas undeutlich mit mir spricht, kann ich zunächst nicht ganz einordnen, was für ein Problem er eigentlich hat. Ich merke nur, dass ich mich hundsmiserabel fühle. Nach drei Tagen bin ich mir relativ sicher, dass es sich um einen Magen-Darm-Virus handeln muss. Es grummelt schon arg in meinem Inneren. Mein Körper ist aber ein waschechter Schwabe und gibt trotz furchtbarem Rumoren in den Gedärmen nichts, aber auch gar nichts freiwillig her. Das muss man sich mal vorstellen. Da hat eine Frau ständig panische Angst vor dem Kotzen und kotzt nicht mal bei Magen-Darm-Grippe. Wenn das kein wasserfestes Argument gegen die ständige Angst-These ist, weiß ich auch nicht. Davon will mein Seelenleben aber rein gar nichts wissen. Das will trotzdem dauernd Angst haben und von seinen Gewohnheiten diesbezüglich keinesfalls abweichen. Olaf kann mein Gejammer über meinen Zustand überhaupt nicht verstehen. »Keine Kotzerei, kein Durchfall, was soll das denn für eine komische Magen-Darm-Grippe sein?«, fragt er, als mich erneut ein Jammeranfall überkommt. Er hat wohl völlig verdrängt, dass ich grundsätzlich bei allen Dingen ausnahmslos aus der Reihe tanze. Wäre ja noch schöner, ich wäre so normal wie die anderen …

Es gibt Hoffnung. Am Tag 4 sind meine Eingeweide wieder recht gnädig gestimmt. Da mein Piepvogel dem

Frieden noch nicht traut, schickt er mir ein paar Ängste vorbei. Lediglich ein paar und lediglich mittelschwer. Um sicherzugehen, dass ich ja nicht vergesse, um was es geht. Am Tag 5 getraue ich mich dennoch wieder einzukaufen. Nur mal kurz zum Bäcker wenigstens. Hat super funktioniert, und ich würde meine Laune demzufolge als sehr gut bezeichnen. Was sich schnell ändert, als mich des nachts ein furchtbarer Migräneanfall heimsucht. Also wieder zwei Tage im A … sozusagen. Es gibt ganz bestimmt kein anderes so perfekt zusammenspielendes Körper-Geist-Duo wie meines. Es ist mit wahrhaft überschäumender Phantasie ausgestattet, wenn es um das Ausdenken von Symptomen geht. Momentan meinen die zwei es besonders gut mit mir und wollen mir wohl ihr ganzes schöpferisches Können zeigen. Tag 6–11 verbringe ich nämlich mit kurzzeitig zurückkehrendem Magen-Virus, Beinahe-Kreislaufkollaps beim Fressnapf, einem steifen Nacken, erneuter Migräne und einer hochgradigen allergischen Reaktion mitten im Gesicht, was mich zutiefst entstellt und ungeheuer schmerzt. Zwei Tage vor besagtem Pressetermin bin ich felsenfest der Meinung, dass mir jeglicher Presserummel samt VIP-Dasein so was von schnurz ist und ich nie wieder dieses Haus in behaglichem Wohlfühlzustand verlassen werde. Olaf sieht das ganz und gar nicht so. Nach jedem Gewitter scheint wieder die Sonne, sind seine Worte. Bei mir sehe ich momentan nicht mal den Hauch eines Sonnenstrahls …

Tag 14: Kaum zu glauben, kein einziges Zipperlein in keiner einzigen Körperregion! Annabell, ich komme. Selbst der Fotograf, der kurz vor geplantem Termin schnell bei mir reinschneit, um ein geeignetes Foto für den Bericht zu schießen, bringt mich kaum aus der Ruhe. Fussel und ich sollen gemeinschaftlich abgelichtet werden, was sich als ungeheuer schwierig herausstellt, denn einer von uns beiden guckt immer doof. Nach ungefähr 300 Klicks ist er zufrieden und denkt, dass etwas Brauchbares dabei sein könnte. Das wollen Fussel und ich aber hoffen.

Ich mache mich umgehend auf die Socken Richtung Annabell. Aber irgendwas ist komisch. Ganz komisch. Während der Fahrt versuche ich mich an einer Analyse, komme aber zu keinem Ergebnis. Mir ist definitiv nicht übel, mein Kreislauf ziemlich stabil und ich habe bei intensiver Betrachtung meines Innersten keine Panikattacke. Hm, was ist es dann? Nach knapp 20 Kilometern (kurz vor dem Ziel) fahre ich einen kleinen Rastplatz an. Und nehme mir vor, die Lage noch mal ganz genau zu checken. Aber erst aufs Klo, obwohl das hier verdammt eklig ist. Was will man machen.

Ich kann im Hinblick auf mein Befinden zu keinem Ergebnis kommen. Jedenfalls zu keinem, das mir einigermaßen schlüssig und bekannt wäre. Bekannt ist mir in dieser Sekunde nur eines: dass ich *nicht* dorthin fahren kann. Zu Annabell zwar irgendwie schon, aber nicht dorthin halt. Da ich bei solchen Anwandlungen wirklich keinen Spaß kenne, fahre ich von der Bundesstraße ab und mache kehrt. Am besten über Schleichwege wieder retour durch die ganzen Kuhdörfer. Im Falle eines eventuell noch auftretenden komischen Befindlichkeitszustands ist das allemal die bessere Alternative. Vor lauter Fliehen und Nach-Hause-Hechten habe ich beinahe vergessen, Annabell Bescheid zu geben. Ich steuere also kurz den wunderschönen Waldparkplatz an, der zu meiner Rechten liegt, und rufe sie an. »Annabell, ich musste umdrehen. Ich weiß nicht, warum, aber ich kann jetzt nicht zu dir kommen.« Annabell ist über meine Anwandlungen ebenso seit Längerem detailliert informiert und daher überhaupt nicht böse. Im Gegenteil. Sie fragt, wo ich denn gerade stecke. »Na, da im Wald.« Sie fragt mich, ob sie zu mir kommen darf. Ähm, warum nicht. Hier ist es doch mal sehr lauschig, ich bin bestens ausgestattet mit Wasser und Banane, verhungern und verdursten werde ich daher sicher nicht. Wie gut, dass sich Annabell auch in den Kuhkäffern rings um ihr Domizil und dem Umland drum herum bestens auskennt. Sie kann sich nach meiner Beschreibung ungefähr vorstellen, wo ich mich derzeit befinde. »Tschüss, bis gleich, in 15 Minuten bin ich da«, sagt sie zum Abschied. Und meint zudem, ich solle mir keine Sorgen machen, sie fährt doch ständig durch die Gegend, es würde ihr daher wirklich nichts ausmachen, zu mir zu kommen.

In der Viertelstunde bis zu ihrer Ankunft habe ich genügend Zeit, über gewisse Dinge nachzudenken. Die wichtigste Frage, die sich mir umgehend aufdrängt: ob die ganz Großen von Funk und Fernsehen wohl auch so verständnisvoll reagieren, wenn ich einen Termin auf dem roten Teppich aufgrund unerklärlicher Zustände nicht einhalten kann? Kommen die dann mit rotem Teppich zu mir? Nette Vorstellung. Ich sollte bis dahin wirklich noch an meiner Angst arbeiten. Damit ich dem Trubel in Berlin, Köln und sonst wo auf der Welt, wo ich erwartet werde von den Reportern aller gängigen Zeitschriften und TV-Shows, gerecht werde.

Ich kann mir nicht mehr all zu lange den Kopf darüber zerbrechen, Annabell rollt an. Wir lachen uns halb kringelig über unseren Termin mitten im Wald. Das kommt nicht alle Tage vor. »Mit mir erlebt man halt was, gell?«, erwähne ich ganz nebenbei. Sie stimmt mir ohne Umschweife zu und holt fix ihren ganzen nötigen Krempel aus dem Auto, was da wäre: ein Notizbuch, einen Stift, eine Flasche Wasser und ihren Rucksack. Wir setzen uns gemütlich auf einen Baumstamm unseren parkenden Autos gegenüber und wollen gerade über Fussel und die Welt plaudern, als wir von einer Kompanie Ameisen überfallen werden. Wir ergreifen schnellstens die Flucht, platzieren uns drei Meter weiter weg, in der Hoffnung, dem Ameisenhaufen damit entkommen zu sein. Scheint so. Keine weiteren Vorkommnisse dieser Art. Sie notiert fleißig, was da so aus mir heraussprudelt, und wir haben eine Menge Spaß. Tja, so ist das als Fussel-VIP-Reporter-Dolmetscher. Dieser »Job« fängt langsam an, mir Spaß zu machen. Und Angstzustände (bzw. seltsame andere undefinierbare Zustände) sind so gesehen auch wieder praktisch. Man hat damit die herrlichsten »Freiheiten« und kann immer sagen *»Ich kann nicht, da Piepvogel«*. Gefangen von ständiger Angst = Freiheit? Hört sich definitiv reichlich verrückt an. Bin ich ja auch. Aber Narrenfreiheit hab ich damit doch allemal. Wenn Reporter mir nun sogar verständnisvoll in den Wald folgen. Da könnte man glatt auf dumme Gedanken kommen. Und zwar die, vielleicht doch weiterhin verrückt durchs Leben zu gehen, anstatt sich mühevoll ständig um Gesundung zu bemühen? Um Himmels willen, ich hätte ja gar keine Ausreden mehr parat, so total gesund …

Und was sagt die Therapeutin dazu?

Herrlich Uli, damit gibst Du mir das Stichwort schlechthin: Krankheitsgewinn! Ja, und dieser Krankheitsgewinn ist nicht zu unterschätzen! Unter Krankheitsgewinn wird der Vorteil gesehen, den ein Mensch hat, an seiner Krankheit festzuhalten. Seid Sigmund Freud wird zwischen dem primären und sekundären Krankheitsgewinn unterschieden. Der sekundäre, oder auch äußere Krankheitsgewinn besteht in den sichtbaren Vorteilen, das Symptom aufrechtzuerhalten. Bei Uli ist es sehr leicht zu erkennen: Sie erhält einen Zugewinn an Aufmerksamkeit und Beachtung. Durch ihre Bücher, die sie schon zu dem Thema geschrieben hat, sogar öffentliche Aufmerksamkeit. Außerdem schafft sie es, Verständnis und Mitgefühl in ihrer Umwelt zu wecken, und das führt zu weiteren Vorteilen. In diesem Fall kommt ihr sogar die Reporterin entgegen, und es findet ein außergewöhnliches Interview im Wald statt. Und mal Hand aufs Herz: Wer hätte diese Art von Zuwendung nicht genossen?! Natürlich gibt es immer Situationen, in denen es nicht funktioniert, und Menschen, die nicht darauf eingehen.

Was ist nun aber der primäre Krankheitsgewinn? Hier wird es schon schwieriger, weil dieser Gewinn nicht so offensichtlich ist und er oft im Unbewussten liegen kann. Das Symptom, hier die Angst, kann die Funktion haben, Konflikten aus dem Weg zu gehen, oder die als schmerzlich empfundenen Situationen zu meiden. Die Angst wird klar als unangenehm, bzw. unerträglich empfunden, aber sie macht es unmöglich, etwas zu verändern, bzw. sie erlaubt es, in der Situation zu verharren, denn die Person fühlt sich zu schwach dazu. Da dieser Zusammenhang zwischen Symptom und Konflikt oft unbewusst ist, wird er selbst in der therapeutischen Aufarbeitung anfangs meist nicht für möglich gehalten, z. B. erlaubt es eine Krankheit, die es unmöglich macht zu arbeiten, einem Konflikt mit dem Chef oder den Kollegen aus dem Weg zu gehen. Zum Thema Krankheitsgewinn gibt es eine schöne Metapher: Selbst aus Steinen, die einen in den Weg gelegt werden, kann man etwas Schönes bauen.

Aber: Es gibt viel interessantere Baumaterialien, und ja, Uli, es ist warm. Löse das Rätsel, und frei nach Erickson ist es nicht so schwer, wie man annimmt: Ich seh' etwas, das du nicht siehst, und das ist …?